Gerlinde Reichleitner – Qigong verbessert die Lebensqualität

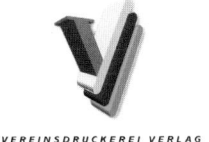

VEREINSDRUCKEREI VERLAG

Gerlinde Reichleitner

Qigong
verbessert die Lebensqualität

VEREINSDRUCKEREI VERLAG

Qigong verbessert die Lebensqualität, Gerlinde Reichleitner
Vereinsdruckerei Verlag, Steyr
ISBN 3-901549-32-3

© 1998 Vereinsdruckerei Steyr GmbH
4400 Steyr, Blumauergasse 30
Alle Rechte vorbehalten
Gedruckt in Österreich

Lektorat: Maximilian Mautner-Markhof
Abbildungen der Meridiane aus Dr. Kobau „Ganzheitlich und naturheilkundlich orientierte Zahnheilkunde"
Abbildungen der Akupressurpunkte aus Dr. Wenzel „Qigong – Quelle der Lebenskraft"

Dieses Buch widme ich
Sarah
und all meinen
kleinen und großen Freunden,
die mir durch ihre Anregungen und Kritik
sehr geholfen haben.

Inhalt

Hinweis:

Das Buch enthält auch ein Glossarium mit den wichtigsten Fachausdrücken und ein Literaturverzeichnis mit weiterführender Literatur.

Die Übungen habe ich sorgfältig ausgewählt und erklärt, dennoch können weder die Autorin noch der Verlag Verantwortung für nachhaltige Wirkungen übernehmen, die durch das Lesen oder die Ausführung der in diesem Buch erwähnten Techniken entstehen können, da man Qigong aus einem Buch alleine nicht erlernen kann. Mein Meister würde sagen, es fehlt das Herz des Lehrers („Qigong lernt man nur von Herz zu Herz" nicht mit dem Verstand). Der Leser trägt selbst hierfür die Verantwortung.

Die Inspiration verdanke ich meinen Seminarteilnehmern, die mich begleitet und durch das gemeinsame Üben gefördert haben.

Da Perfektionisten selten glücklich sind, habe ich mich fürs Glücklichsein entschieden und erhebe daher keinen Anspruch, daß mein Buch perfekt ist.

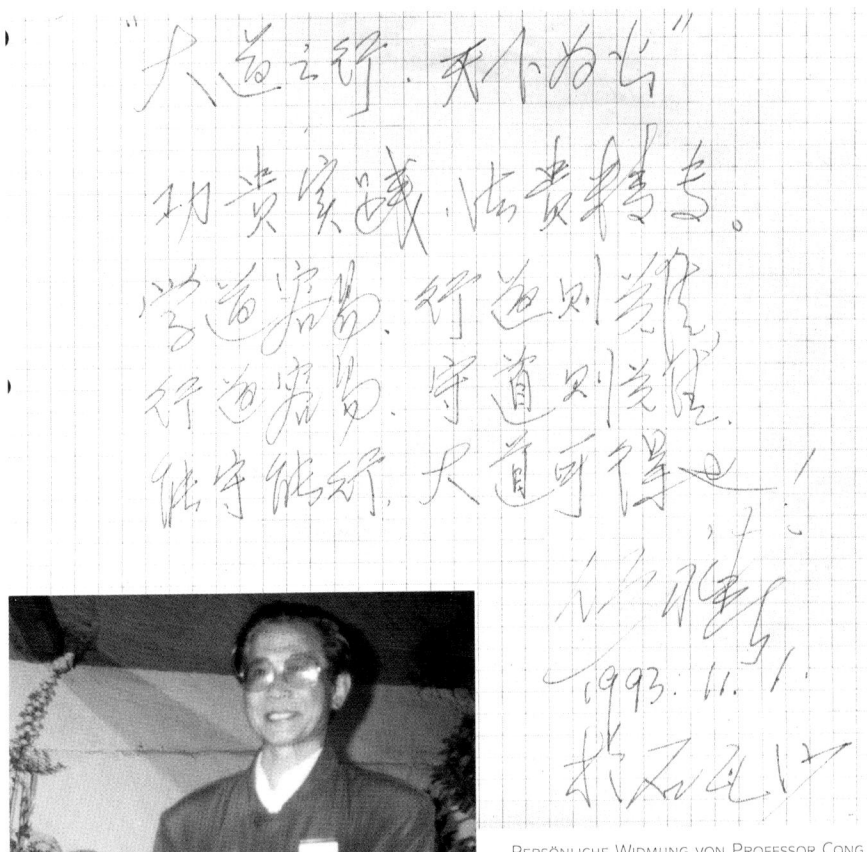

PROFESSOR CONG YONG CHUN

LAOTSE

DAS WIRKEN DES GROSSEN TAO SORGT FÜR
GERECHTIGKEIT AUF ERDEN. DIE ÜBUNG VERLANGT
DIE PRAXIS, DIE METHODEN DIE ESSENTIELLE
ÜBERLIEFERUNG.
ES IST LEICHT, ÜBER DAS TAO ZU LERNEN, ES IST
SCHWER, NACH DEM TAO ZU HANDELN.
ES IST LEICHT, NACH DEM TAO ZU HANDELN. ES IST
SCHWER, DAS TAO ZU BEWAHREN.
ZU HANDELN UND ZU BEWAHREN, SO LÄSST SICH
DAS GROSSE TAO ERLANGEN

Vorwort

Das Interesse an körperorientierten Methoden als Zugang zu vorwiegend seelischen bzw. psychosomatischen Krankheiten hat seit Mitte der Siebzigerjahre ständig zugenommen. Es wurde und wird auch weiterhin immer mehr erkannt, daß die Entfremdung des eigenen Leibes durch Überhäufung mit Sinneseindrücken (Fernsehen, Tonträger und Wiedergabemöglichkeiten sowie Motorisierung und damit verbundene chronische akustische Belastungen), durch Bewegungsarmut infolge inaktiven Lebenswandels und gleichzeitiger Überforderung des gesamten Organismus durch Dauerstreß (Beruf, Freizeit, denaturierte Nahrung etc.) Auslöser, wenn nicht sogar Ursachen vieler Gesundheitsstörungen sind. Da aber, frei nach Paracelsus, zu jeder auftretenden Krankheit auch gleichzeitig die dafür nötige Therapie zur Verfügung gestellt wird, ist es nicht verwunderlich, daß sowohl die Zuwendung zu westlichen Leibes-, Atem- und Bewegungstherapien (Reich, Feldenkrais etc.) als auch die jahrtausende Jahre alte chinesische Methode des Qigong Eingang in unseren Alltag gefunden hat.

Dabei wird aber auch immer mehr das Interesse von gesunden Menschen an körperorientierten Methoden zur Persönlichkeitsförderung und zu innerem Wachstum geweckt.

Qigong wird beiden Anforderungen gerecht, wenn es richtig vermittelt und richtig geübt wird.

Jeder Tag ein guter Tag

Dr. Gerhard Wenzel

Einleitung

Durch den Leidensweg meines Vaters, der jahrelang an Parkinson litt, wurde mein Interesse an der Medizin und am menschlichen Körper geweckt. Erst der Tod meiner Mutter, die an den Folgen einer Nierensteinoperation starb, brachte den Stein ins Rollen und ich suchte nach einer Möglichkeit, im medizinischen Bereich zu arbeiten. Im Allgemeinen Krankenhaus Linz absolvierte ich den Ordinationsgehilfinnenkurs, womit der Grundstein für meine spätere Entwicklung gelegt wurde. Bei verschiedenen Ärzten lernte ich den Umgang mit Patienten und deren Krankheitsbildern. Es folgten die Kurse für Heilmasseur, Heilbademeister und Laborgehilfe. Da mich die folgende Tätigkeit als Laborgehilfin zu wenig ausfüllte, absolvierte ich den Kurs für Lymphdrainage in der Vodderschule. Die darauf folgende Arbeit im Kurbetrieb konfrontierte mich mit Menschen, deren Krankheitsbilder sehr schwer waren. Diese Erfahrungswerte bestimmten meinen weiteren Werdegang. Kurse für Akupunktur-, Fußreflexzonen-, Segment- und Bindegewebsmassage folgten. 1989 absolvierte ich die Befähigungsprüfung für das gebundene Gewerbe der Masseure. Die Ausbildung zum Sportphysiotherapeuten folgte.

1990 eröffnete ich mit viel Freude und Euphorie mein Massagefachinstitut. Seither bildete ich mich mit Seminaren wie Atemtherapie, Akupressur, Bachblüten, Edokinestetik, Feldenkrais, Gesundheitsgymnastik, Metamorphose, Yoga, Moxertherapie, Radiästhesie, Koreanische Handakupunktur und Feng Shui weiter.

Qigong Seminare besuche ich seit 1983 bei Dr. Gerhard Wenzel, Sepp Lechner, Meister Ko Jai Sik, Dr. Michael Singer, Arpad Romandy, Dr. Bernhard Lichtenauer, Dr. Gernot Bednar sowie Prof. Cong Yong Chun und Prof Lin Zhongpeng. Meine jahrelange Erfahrung mit meinen Seminarteilnehmern möchte ich nun mit diesem Buch an Sie weitergeben.

Ein ganz großes Dankeschön meinen Lehrern, die mein Leben mit Ihrem Wissen bereicherten. Es sind dies: Dr. Gerhard Wenzel (Präsident der Österreichischen Qigong Gesellschaft), Sepp Lechner, Arpad Romandy, Meister Ko Jai Sik, Dr. Michael Singer, Dr. Bernhard Liechtenauer sowie - last but not least - Prof. Cong Yong Chun.

Liebevoll möchte ich mich bei Sarah, meinem Enkelkind bedanken. Denn durch Sarah kam ich auf die Idee, einen Kinder Qigong Kurs zu gestalten. Für die Fotos bedanke ich mich bei Herrn Hermann Cisar, Fotograf Stadt Haag. Schließlich möchte ich mich noch bei Dr. med. Gernot Bednar, Arpad Romandy und Univ. Prof. Dkfm. Dr. Alfred Kyrer für Rat und Tat bedanken.

„Ich möchte Dir begegnen, ohne Dich einzuengen,
Dich wertschätzen, ohne Dich zu bewerten,
Dich ernst nehmen, ohne Dich auf etwas festzulegen,
zu Dir kommen, ohne mich Dir aufzudrängen,
Dich einladen, ohne Forderung an Dich zu stellen,
Dir etwas schenken,
ohne Erwartung daran zu knüpfen,
von Dir Abschied nehmen,
ohne Wesentliches versäumt zu haben,
Dir meine Gefühle mitteilen,
ohne Dich für sie verantwortlich zu machen,
Dich informieren, ohne Dich zu belehren,
Dir helfen, ohne Dich zu beleidigen,
mich um Dich kümmern,
ohne Dich verändern zu wollen,
mich an Dir freuen, so wie Du bist.
Wenn ich von Dir das gleiche bekommen kann,
dann können wir uns wirklich begegnen
und uns gegenseitig bereichern.“

Wandspruch in einem englischen Souvenirladen

Bei meiner Tätigkeit als Masseur und Qigong-Lehrer begegnete ich vielen Menschen, mit denen ich ein Stück Weges gemeinsam ging.

Fragen

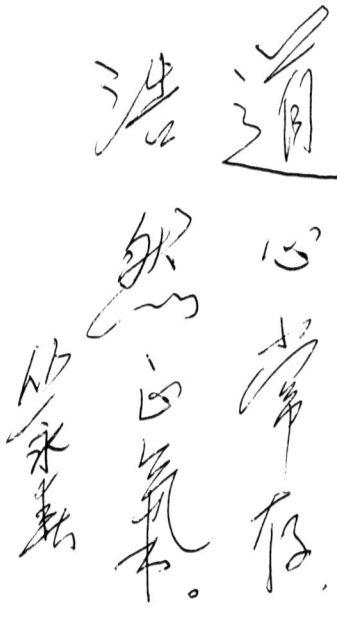

Was ist Qigong?

Qigong ist eine über Jahrtausende gewachsene, aus China stammende Methode zur Pflege und Kultivierung von Körper und Geist, um die Beziehung zwischen Geist und Körper zu harmonisieren. Dazu wird vor allem Aufmerksamkeit und Vorstellungskraft benutzt. Qigong ist eine Bewegungstherapie, die man mitmachen muß, um zu sehen und um zu spüren, was sie bewirkt. Es ist Erfahrungswissen.

Chinesische Definition von Professor Lin Zongpeng: „Eine Methode der Übung, die durch die Verwendung des Bewußtseins zu körperlicher und geistiger Gesundheit führt".

Was heißt Qigong?

Mit Qi bezeichnet man nach der daoistischen Auffassung eine Naturkraft, eine Energie, die in allem vorhanden ist, die alles durchdringt, ohne die Leben nicht existieren kann. Qi nimmt der Mensch über die Atmung und die Nahrung auf. Qi ist für den Aufbau, die Erhaltung und Regulierung unseres Organismus und seine physischen und psychischen Funktionen zuständig. Bei uns wird Qi mit Lebensenergie oder Odem, Atem, Pneuma, Entelechie übersetzt, aber nach chinesischer Auffassung gibt es keinen Begriff, dem Qi gerecht wird. Es gibt nach der Traditionellen Chinesischen Medizin (TCM) nichts übergeordnetes als Qi. Gong ist das chinesische Wort für Arbeit, Weg, Methode und Zeit, die für etwas aufgewandt wird. Qigong ist also ein Weg, mit Energie zu arbeiten.

Können Kinder Qigong üben?

Ja, für Kinder sind kurze Übungen, so wie die Tierbewegungen sehr gut geeignet, sie können sich durch Qigong Übungen ihre Entwicklung verbessern. Im körperlichen Bereich unterstützt Qigong bei Kinder ein gesundes Wachstum der Wirbelsäule. Qigong kräftigt die Muskeln sowie den Atmungsapparat, im seelischen Bereich sorgt Qigong für mehr Ausgeglichenheit und vermag als kommunikatives Spiel Ängstlichkeit und Kontaktscheu abzubauen. Die Konzentration wird verbessert, und das Immunsystem gestärkt. (Linderung bei Asthma, Allergien, Kopfschmerzen, Grippe und Erkältungskrankheiten).

Was ist Taiji-Quan?

Taiji-Quan wird bei uns meistens als „Schattenboxen" bezeichnet, weil viele Bewegungen des Taiji-Quan aus dem Kampfsport kommen, aber gleichsam in Zeitlupe ausgeführt werden.

Taiji-Quan gehört in China zu den Kampfkünsten (Wushu). Der Faustkampf hat sich in zwei Richtungen entwickelt: Im Tempel Shaolin die „Äußere Schule", in den Tempeln des Wudang-Berges die „Innere Schule".

Die äußere Schule ist auch bei uns als Kung Fu bekannt, die innere Schule sublimiert und ritualisiert die Kampfbewegungen, dient aber nicht zur Abwehr äußerer Feinde in Menschengestalt sondern der Bekämpfung „innerer und ideeller Feinde", also von Krankheiten und Schwäche.

Wörtlich übersetzt bedeutet Taiji das Höchste, das Äußerste, Quan heißt Faust; gemeint ist damit, daß ohne Waffen, mit der bloßen Hand gekämpft wird, und das auf höchster Ebene.

Gibt es einen Unterschied
zwischen traditionellem und modernem Qigong?

Ja, das antike Qigong ist immer auch spirituell, während das heute praktizierte Qigong als eine Therapie bzw. als Gesundheitserhaltungsübung angesehen wird.

Wie kontinuierlich soll man Qigong üben?

Täglich! Anfangs 10 Minuten steigernd. Zumindest aber regelmäßig 20-30 Minuten täglich, später ständig. Man nennt das dann „every second practice". Es gibt Übungen zum Beispiel Xi Xi Hu, wo die Zeit eingehalten werden soll, um die volle Wirkung zu erreichen. Am Anfang sollte man täglich wenigstens so lange üben, daß man in einen Zustand der Versenkung (Ruhe) kommt. Man sollte sich aber nicht zum Üben zwingen oder zu „ehrgeizig" sein, sondern nur üben, wenn man in der entsprechenden Stimmung ist, da sonst die nötige Aufmerksamkeit fehlt. Man sollte auch selbst wissen, wann es genug ist. Mit einem Wort das richtige Maß ist erforderlich.

Welche Übung ist die wirkungsvollste?

Es ist nicht so wesentlich, ob man das Kranich Qigong oder Ursprung des Lichts übt. Drei Übungsstufen gibt es zu beachten. Das Qi sammeln, es verdichten und im Dantian bewahren, das gesammelte Qi an bestimmte Körperstellen lenken, (wo Verspannungen, Schmerz etc. herrschen). Das nennt man dann Qi pflegen, achtsam damit umgehen wie mit einem kostbaren Schatz.

Das Qi zu vermehren. Durch bewegte Übungen und stille Übungen (Meditation, Visualisieren). Qi vom Himmel und der Erde aufnehmen. Denn der Mensch lebt inmitten von Qi. (Mikrokosmos und Makrokosmos).

Die ganz persönliche Frage?

Oft werde ich gefragt, ob ich dem Buddhismus angehöre? Die Antwort: Nein! Qigong ist ein Gesundheitsprogramm, jeder soll seine Religion beibehalten. Weiters werde ich gefragt: Sind sie Vegetarierin? Die Antwort: Ich esse kein Fleisch und keine Wurst. Auf diesem Weg ist jedoch kein Fanatismus angebracht!

Kann ich mir Schaden zufügen,
wenn ich die Übungen nicht korrekt ausführe?

Grundsätzlich nicht, denn wenn eine Bewegung falsch ist, ist sie für den Körper unangenehm, und zum Lernen empfiehlt es sich, einen Lehrer zu konsultieren. Denn um den ganzen Erfolg zu erzielen, sollten die Übungen korrekt erlernt und geübt werden. Ein Wort von Dr. Gerhard Wenzel:
„Lernen wie ein Preuße (mit voller Konzentration) –
üben wie ein Österreicher (entspannt, distanziert beobachtend)."

Die Wirkung von Qigong

Die heilende Wirkung des Qigong besteht in der Beeinflussung und Regulierung der Gehirnrinde, des vegetativen Nervensystems, des Herz,- Gefäßsystem, und der Organe. Qigong verstärkt die **Selbstkontrolle über die physiologischen Funktionen** des Körpers.

Aufgrund der Aufzeichnungen des Elektroenzephalogramms (EEG) besteht zwischen Qigong-Übenden und nicht übenden Menschen ein gewisser Unterschied. Bei nicht Qigong praktizierenden Menschen zeigen sich im wachen Zustand im EEG flache Wellen mit einer hohen Frequenz von ungefähr 50 mV Stärke und einer schlechten Synchronisierung der Wellen in verschiedenen Bereichen des Gehirns, während bei Qigong - praktizierenden im EEG viele Alpha-Wellen mit ungefähr 8Hz Frequenz und einer Stärke von 180 mV erscheinen und eine gute **Synchronisation** zwischen den verschiedenen **Gehirnbereichen** aufzeigen.

Diese spezifischen Veränderungen sind bei den frontalen und parietalen Lappen (Scheitellappen des Großhirn) besonders ausgeprägt. Da der frontale Lappen das höchste Zentrum des zentralen Nervensystems bildet und auch geistige Funktionen kontrolliert, kann man verstehen, daß das Qigong das zentrale Nervensystem stark beeinflußt: je länger man Qigong übt, desto besser wird die Synchro-

nisation der Alpha-Wellen und die Ausdehnung in den Niedrig-Frequenz Bereichen. Darüber hinaus werden die **Funktionen des Gehirns** stark **gefördert.**
In Bezug auf die Veränderung der Atmung bemerkt man während der Qigong-
Übungen eine zurückgehende Atmungsdauer. Das Verhältnis zwischen Expirati-
on (Ausatmung) und Inspiration (Einatmung) steigt an. Das Ausmaß der Zwerch-
fellbewegungen nimmt zu, die vitale Lungenkapazität wird vergrößert.
Die abdominalen Organe (Abdomen – Bauch) werden durch die Tiefatmungs-
bewegungen des Bauches rhythmisch massiert.
Im Verlauf der Qigong-Übungen nimmt die Magensekretion zu, der Umfang der
Zwerchfellbewegungen steigt um **300-400%,** und der (intraabdominale) Druck
innerhalb des Bauches weist periodische Veränderungen auf. Das ermöglicht, daß
Magen, Darm, Leber, Milz usw. massiert werden, die Magen-Darm-Peristaltik
(Eigenbewegung) gefördert wird, die abdominale Blutstauung abnimmt, die
Regulierung der endokrinen Sekretion (Hormone) sich verbessert und die Ver-
dauung gefördert wird. Bei Menschen, die das Qigong gut beherrschen, treten
während der Übungen relativ stabile vaskuläre Veränderungen auf. Dauert die
Einatmungsphase länger als die der Ausatmung, so nimmt das kardiale (Kardia –
Herz) Ausstoßvolumen je Minute zu, umgekehrt sinkt es ab. Dies geschieht
durch den Einfluß, den das **Atmungszentrum** auf das **Nerven-Zentrum** und die
Herzfrequenz ausübt. Bei bestimmten Übungen senkt sich die Herzfrequenz. Bei
täglichem Üben ist auch eine erhebliche Senkung des Blutdrucks zu beobachten.
Durch die Kombination der Bewegung von Muskeln und Gelenken mit ryth-
mischer Atmung kommt es zur Erweiterung der Kapillaren in den Muskeln, zur
Anregung der Zirkulation auch in Venen und Lymphgefäßen und wieder zur
Verbesserung der Herzfunktion.
Qigong-Übungen wirken allseitig auf den Körper. Im großen und ganzen kann
man von folgenden Wirkungen ausgehen: Beseitigung von Stimmungs-
störungen. Der Körper befindet sich in bestem physiologischen und biologischen
Zustand; Entspannung und seelischer Ruhe, hervorgerufen durch die
Atmungsbewegungen. Diese **entlasten die Großhirnrinde** von körperlicher
Irritation und schaffen günstige Bedingungen für den Organismus: er kann sich
ausruhen, sich erholen und sich wieder anpassen. Durch langsame Anpassung
sinkt der körperliche Energieverbrauch, und die Widerstandsfähigkeit des Organismus gegen Krankheiten wird erhöht.
Kurz: Das Immunsystems wird gestärkt,
die Organfunktionen werden gekräftigt,
die Muskeln werden entspannt und die Sehnen gelockert,

es tritt ein allgemeines Wohlbefinden ein,
die Atmung wird vertieft,
der Pulsschlag verlangsamt,
die Körperfunktionen harmonisiert,
die Selbstheilungskräfte werden aktiviert.

Empfehlen Ärzte Qigong ?

Es empfehlen immer mehr Ärzte Qigong, weil für die Patienten Qigong eine positive Erfahrung ist. Durch die Übungen bekommt man eine positive Einstellung zum Körper, und die Krankheit verliert an Bedeutung, die Körperwahrnehmung wird geschult. Der Patient lernt seinen Körper wieder zu akzeptieren.

Kann man während der Schwangerschaft üben?

Ja, aber für werdende Mütter gibt es spezielle Übungen: die Übungen werden ausgewählt und angepaßt.

Was bewirken Übungen in Ruhe?

Übungen in Ruhe zum Beispiel im Sitzen, Liegen oder Stehen dienen der Aufnahme des Qi.

Was bewirken bewegte Übungen?

Übungen in Bewegung dienen hauptsächlich der Auflösung von Energieblocka-den und der Harmonisierung des Qi-Flusses.

Darf man vor dem Üben essen und trinken?

Vor dem Üben sollte man möglichst wenig zu sich nehmen. Zum Qigong üben benötigen wir einen klaren Kopf. Werden Gedanken durch Alkohol, möglicherweise auch Kaffee oder Tee beeinflußt, so leidet die Konzentration. Man findet schwieriger in die Ruhe und Entspannung und das beeinträchtigt die Wirkung der Übungen, dies gilt analog auch für Nachwirkungen eines Abends mit viel Alkohol. Hat man durch Qigong die Sensibilität geschult, wird man spüren, wie wichtig die Aufmerksamkeit ist und wie leicht sie durch Genußgifte gestört werden kann.

Warum muß ich immer gähnen bei den Übungen?

Gähnen ist ein Vorgang der Entspannung. Der Beginn des Gähnens ist physiologisch mit dem Einatmen, dem weiten Aufreißen des Mundes und dem Anziehen der entsprechenden Muskulatur zunächst eine Anspannung. Dann folgt das Entspannen mit dem unwillkürlichen Ausatmen. Auch können Tränen in die Augen steigen. Zuletzt fühlen wir uns wohler und erfrischt. Dieser Vorgang wird durch den Fluß des Qi bewirkt. Zunächst ist das Qi im ganzen Körper gestaut, wodurch eine gewisse Müdigkeit gegeben ist. Als normale Reaktion darauf, nicht anders als bei Müdigkeit und Erschöpfung, spannt sich der Körper mit dem Gähnen an und entspannt sich anschließend.

Wenn man bei Qigong gähnen muß, heißt das nicht, daß man müde ist. Beim Qigong ist man sensibler und entspannter und das Qi kommt in Bewegung.

Wie lange dauert es, bis ich Erfolg verspüre?

Die Zeit ist vom Zustand und der Übungsintensität des Einzelnen abhängig. Das Wahrnehmen der Wirkung soll nicht erzwungen werden. Man sollte jedes Stadium seiner Entwicklung in vollen Zügen genießen, nicht zu viel wollen, es kommt alles von allein.

Im Buch der Wandlung steht über die Dauer:

„Was lange dauert wird sehr alt", ein Ziel, das vielen Menschen sehr erstrebenswert erscheint.

„Die Dauer ist ein Zustand, dessen Bewegung sich durch Hemmungen aufreibt. Sie ist nicht ein Ruhezustand; denn bloßer Stillstand ist Rückgang. Dauer ist vielmehr eine in sich geschlossene und darum stets sich erneuernde, nach festen Gesetzen sich vollziehende Bewegung eines organisierten, in sich fest geschlossenen Ganzen, bei der auf jedes Ende ein neuer Anfang folgt. Das Ende wird erreicht durch die Bewegung nach innen, das Einatmen, die Systole, die Konzentration. Die Bewegung geht über in einen neuen Anfang, bei dem die Bewegung nach außen gerichtet ist, das Ausatmen, die Diastole, die Expansion. So haben die Himmelskörper ihre Bahnen am Himmel und können daher dauernd leuchten."

Die Jahreszeiten haben ein festes Gesetz des Wechsels und der Umbildung und können daher dauernd wirken. Und so hat der Berufene einen dauernden Sinn in seinem Weg, und die Welt kommt dadurch zur fertigen Bildung. Aus dem, worin die Dinge ihre Dauer haben, kann man die Natur aller Wesen im Himmel und auf Erden erkennen (Richard Wilhelm: das Buch der Wandlung). Wer Qigong übt, wird erstaunt sein, wie genau hier das Wesentliche dieser Übungen hervorgehoben wird.

Warum schmerzen beim Qigong manchmal die Muskeln?

Das ist eine normale Reaktion. Denn um die Energie zu bekommen, muß man erst einmal etwas geben, die „Anstrengung" (Yang). Nach längerem Üben hat man keine Schmerzen mehr und man kann die Übung richtig genießen.

Können alle Menschen Qigong lernen?

Im Prinzip ja, nur geistig verwirrte Menschen sollten es nicht lernen, da sie nicht vernünftig mit dem sich einstellenden Energiegefühl umgehen können.

Welche Beziehung hat Qi und Blut?

Allgemein kann gesagt werden, daß Qi und Blut eine sehr wichtige materielle Basis für das Leben darstellen.

Es gibt eine Schätzung wieviel ein Mensch in seinem Leben an Nahrung aufnimmt, an Wasser, an Luft und was den gesamten Blutkreislauf betrifft, wieviel Blut in seinem Leben durch die Adern fließt.

Mit einer Tonne als Einheit sind es

an Nahrungsmitteln **45,0 Tonnen** in 90 Jahren,

an Wasser **67,5 Tonnen** (1,5%),

an Luft **846,0 Tonnen** (18,5%),

Blut insgesamt **236.520 Tonnen** (5256%).

Aus diesen Zahlen kann man ersehen, warum Qi und Blut so wichtig für alle Lebensvorgänge sind: weil durch die Atmung das Qi in Bewegung kommt, das Blut folgt dem Qi.

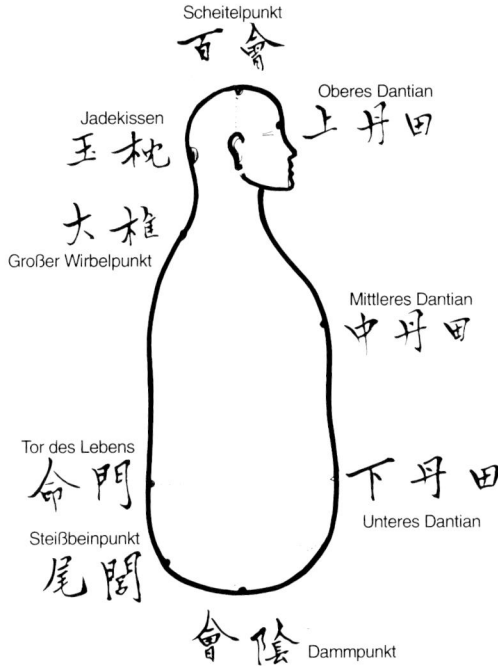

Scheitelpunkt

百會

Oberes Dantian
上丹田

Jadekissen
玉枕

大椎
Großer Wirbelpunkt

Mittleres Dantian
中丹田

Tor des Lebens
命門

下丹田
Unteres Dantian

Steißbeinpunkt
尾閭

會陰 Dammpunkt

Was ist der „kleine himmlische Kreislauf"

Das im unteren Dantian angesammelte Qi (durch Übungen und Meditation vermehrt, entstanden) beginnt über die beiden Leitbahnen Dumai und Renmai zu zirkulieren und dabei werden auch die beiden anderen Dantian im Kopf und Brustbereich langsam aufgefüllt. Erst danach kann der „Große himmlische Kreislauf" in Gang gebracht werden. Unter kleinem himmlischen Kreislauf verstehen wir im Qigong den Energiefluß vom Mund abwärts zu „Dantian" (Unterbauch), weiter über „Huiyin" (Punkt am Damm), zum „Mingmen" (Punkt gegenüber dem Nabel), zu „Dazhui (7. Halswirbel) über „Baihui (Scheitelpunkt) bis zum Mund. Der „Kleine himmlische Kreislauf" ist direkt abhängig vom Zungenschluß. (Zunge auf den Gaumen hinter die Schneidezähne) Renmai beginnt im Körperinneren, mit dem Punkt Baogong, geht durch „Huiyin" nach oben, geht durch Guanyuan und Qihai und endet mit dem Punkt Chengjiang am Kinn, von wo er ins Körperinnere zur Zungenwurzel führt. Renmai ist für alle Yin- Meridiane verantwortlich. Dumai (Lenkergefäß) ist verantwortlich für alle Yang-Meridiane, beginnt ebenfalls im Körperinneren, durchstößt die Oberfläche am Damm im Punkt Changjiang , wendet sich zum Rücken, steigt dort hoch zu Mingmen und zu Dazhui bis zum Kopf Baihui geht über Stirn und Nase nach vorne bis zum Punkt Duiduan an der Oberlippe, um sich wiederum ins Körperinnere zu wenden und endet am Gaumen. Durch den Zungenschluß können die beiden Meridiane kommunizieren, und so kommt es zum Austausch und Ausgleich von Yin und Yang. Als Effekt entsteht vermehrt Speichel von besonderer Konsistenz, der in der Qigong- Literatur als „Elixier" oder auch als „Göttliches Wasser" bezeichnet wird.

Dieser Speichel schmeckt süß, er hat einen hohen Anteil an kohlehydrat-spaltenden Fermenten und sollte in kleinen Portionen geschluckt werden.

Renmai – Konzeptionsgefäß (KG)

Dumai – Lenkergefäß (LG)

Huiyin – Yin Punkt KG1

Guanyuan – Grenz- Ursprung" KG4

Qihai – Meer der Energie KG6

Chengjiang – Flüssigkeitsaufnahme KG24

Dazhui – Großer Wirbel LG13

Changjiang – Länge der Kraft LG1

Baihui – Hundertfacher Sammler LG 20

Duiduan – Ober Lippenrand LG26

Mingmen – Lebenstor LG4

Was ist der „große himmlische Kreislauf" (Dazhoutian)?

Der große himmlische Kreislauf; Dazhoutian das Qi (Yuan Qi – Ursprüngliche Energie). Das zuerst über den kleinen himmlischen Kreislauf in die drei Dantian gebracht werden muß, zirkuliert von den drei Dantian aus über alle Meridiane im Körper.

Was bezeichnet man als Dantian?

Dantian wird oft als „Zinnoberfeld" bezeichnet. Es werden Gebiete im Körper bezeichnet, in denen wir das Qi sammeln, speichern. Das chinesische Zeichen Dan steht für Zinnober, Medizin in Form von Pillen und ein bestimmtes Rot; Tian bedeutet Feld bzw. „Ackerland". Man spricht im allgemeinen von drei verschiedenen Stellen: Oberes, mittleres und unteres Dantian. Wenn man aber schlicht Dantian sagt, meint man in der Regel das untere Dantian.

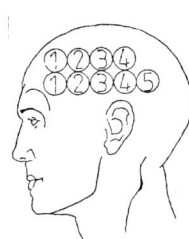

Das Obere Dantian nimmt einen großen Raum im Kopf ein, ober- und unterhalb der knöchernen Schädelbasis und hat seine Projektionen nach außen: nach vorne oberhalb der Nasenwurzel, zwischen die Augenbrauen, als sogenanntes „dritte Auge" (Tianmu). Nach hinten an das Ende des knöchernen Schädels in den Punkt des Lenkergefäßes LG 15 Yamen („Tor des Schweigens").

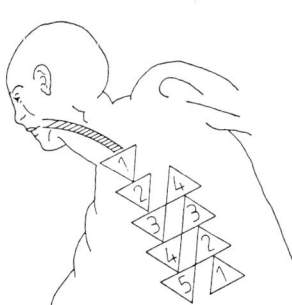

Das Mittlere Dantian liegt in der Brustmitte, etwa in der Höhe der Brustwarzen. Sein Mittelpunkt ist das Herz (Sitz des Geistes Shen und des Wissens um das eigene Sein). Der mittlere Dantian öffnet sich nach vorne in den Punkten des Konzeptionsgefäßes KG 17 (Shanzhong) und nach hinten in LG 9 (Zhi Yang – Ankunft des Yang).

Das Untere Dantian ist im Körperareal zwischen Nabel und Rumpfende.

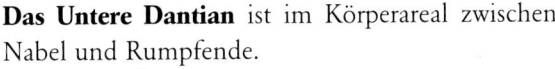

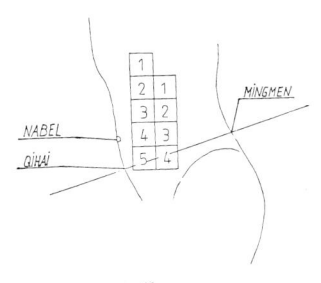

Die drei „Öffner" sind: Mingman (Lebenstor), Huiyin (Erdentor), Qihai (Meer der Energie). Der Qigong-Übende soll seine Aufmerksamkeit zu Beginn in das untere Dantian richten und seinen Atem in den Unterbauch lenken. Am Ende jeder Qigong Übung sollte die Energie wieder „zurück in den Ursprung", d.h. in den unteren Dantian geführt werden, um das Qi zu vermehren und zu speichern, um dadurch gesund zu bleiben und sein Leben zu verlängern.

Was versteht man unter „Traditionelle chinesische Medizin"?

Die Lehre der chinesischen Medizin befaßt sich mit der Physiologie des menschlichen Organismus mit seiner Pathologie (Krankheitsentstehung, Krankheitsursachen), mit den ärztlichen Untersuchungsmethoden, mit der dialektischen Diagnose, mit der Therapie und der Krankheitsverhütung. Die Lehre von Yin und

Yang und die Theorie der fünf Elemente (Wandlungsphasen) bilden die theoretischen Grundmodelle der chinesischen Heilkunde.

Zur Traditionellen chinesischen Medizin (TCM) gehört: die Akupunktur, Akupressur, Chinesische Kräutermedizin, Tuina-Therapie (chinesische Massage) Bewegungs- und Atemtherapie (Qigong). Bei uns wird meist unter TCM häufig nur die Akupunktur verstanden, tatsächlich werden nur etwa 20% der Krankheiten in China mit Akupunktur behandelt, der überwiegende Teil mit Kräutermedizin und Bewegungs- und Atemtherapie.

Qigong Übungen fördern...

- die Lebensqualität, Lebensfreude und das Selbstbewußtsein;
- die Ausgeglichenheit und die Ruhe in der Alltagshektik. Die Harmonie der Seele fließt aus der Harmonie der Bewegungen. Die notwendige Aufmerksamkeit auf Bewegung, Kopf, Körper und Glieder, ja sogar die Augen bewegen sich in ausgewogenem Zusammenspiel. Die Aufmerksamkeit auf Bewegung, Körper und Qi lenkt ab von quälenden Problemen;
- die persönliche Kraft durch Nutzbarmachung der eigenen Lebenskraft (Qi);
- die innere und äußere Balance: Der meditative Wert der Qigong-Übungen hilft die innere Balance, der Bewegungsablauf, die äußere Balance zu finden. Die weichen, fließenden Bewegungen entspannen Leib und Seele;
- die harmonische Atmung mit besonderem Augenmerk auf die Zwerchfellatmung;
- die Durchblutung der Haut und der inneren Organe, den Stoffwechsel und die Verdauung;
- die natürliche Haltung. Alle Gelenke werden mit fließenden sanften Bewegungen ausgeführt;
- Die Freude an der Bewegung bis ins hohe Alter.

Welche Krankheiten können mit Qigong behandelt werden?

Nach Ansicht der traditionellen chinesischen Medizin (TCM) beruht jede Krankheit auf einem Ungleichgewicht zwischen Jin und Yang, eine Dysregulation im Qi und Blut, fehlgeleitetes bzw. blockiertes Qi und die innere Krankheitsbereitschaft (Disposition).

Mit Qigong können alle Erkrankungen und Funktionsstörungen, bei denen die Heilung bzw. Besserung durch die eigene Regulation - und Anpassungsfähigkeit des Organismus möglich sind, erfolgreich behandelt werden.

Beispiele dafür sind funktionelle Erkrankungen der inneren Organe, psychosomatischen und funktionelle Erkrankungen sowie konstitutionelle/konditionelle Erkrankungen.

Verschiede chinesische Quellen geben folgende Indikationen an (ohne Anspruch auf Vollständigkeit):

Allergien, Arthritis/primär-chronische Poliarthritis (PCP), Asthma bronchiale, Blutdruck (Hypertonie), Bronchitis, Colitis ulerosa, Periphere Durchblutungsstörungen, Erkältungen, Harnblasenentzündungen, Erkrankungen der Herzkranzgefäße (coronale Insuffizienz), Hörstörungen, wie Tinitus (Ohrensausen), Ischialgie (Rückenschmerzen), klimatische Beschwerden (Wechselbeschwerden), Kopfschmerzen/Migräne, einige Krebsarten sowie der Zustand nach der Krebstherapie (durch Operationen, Medikamente und Bestrahlung), Kreislaufbeschwerden, Lungen-Emphysem, nervöse Magenbeschwerden (sog. Gastritis), Menstruationsbeschwerden, Morbus Crohn, Niereninsuffizienz, Schlafstörungen, Schulter-Arm-Syndrom, Tennis-Ellbogen, Verdauungsstörungen, Fehlhaltung der Wirbelsäule, wie Skoliose und Kyphose, Diabetes mellitus (Zucker-Krankheit)

Wer offen Dir die Fehler sagt,
ob es Dich auch verletzt
nicht schmeicheln oder wies behagt,
die Worte sorgsam setzt
der ist für wahr weit mehr Dein Freund,
als der, der schmeichelnd Dir erscheint.

Karl Kettenhuber (mein Vater)

Auf meinem Weg, wenn meine Lehrer Hinweise zur Korrektur gaben, fiel mir oft dieses Gedicht meines Vaters ein.

Du bist so alt wie du dich leicht und gern bewegst

Den höchsten, noch immer steigenden Stellenwert in bezug auf ein zufriedenes, glückliches Leben nimmt die Gesundheit ein. Um diese zu erreichen oder zu erhalten gibt es mehrere Möglichkeiten.

Vor allem die Bewegung, doch wir lassen uns die Bewegungen durch Maschinen abnehmen. Wir benutzten zur Fortbewegung das Auto oder Aufzüge, die sogenannten „Prothesen" statt z.b. die Treppe hoch zusteigen. Wir stellen uns auf die Rolltreppe oder benutzen den Lift. Viele Menschen sind beruflich zur Bewegungseinschränkung verurteilt. Schon der stillsitzende **Schüler** wird in seinem **angeborenen Bewegungsbedürfnis gehemmt.**

Das Tüpfchen auf dem I ist die Fernsehsucht, die uns in stundenlangem Sitzen vor dem Flimmerkasten hält. Die chronische Bewegungsarmut ist die Ursache vieler Zivilisationskrankheiten.

Durch Bewegungsmangel werden alle normalen Abläufe im Organismus gestört. Der Bewegungsapparat (Muskeln, Sehnen, Knochen und Gelenke) erleidet Einschränkungen. Wirbelschäden, Gelenksversteifungen, Muskelschwund, Hexenschuß sind die Folge. Stoffwechselkrankheiten gesellen sich dazu, wenn der Motor (die Bewegung) stockt. Gifte lagern sich ab in Muskeln und Gelenken (Rheuma, Gicht), Fett und Wasser sammeln sich im Körper an. Herz und Kreislauf nehmen Schaden, wenn die Bewegungsarmut mit anstrengender, geistiger Arbeit gekoppelt ist. Nervöse Erschöpfungszustände und Depressionen sind die Folge.

Wie in vielen anderen Sparten, sehen wir uns auch bei der Bewegung gewissen Zeitströmungen unterworfen. Wurde noch vor nicht allzu langer Zeit eine bestimmte Körperübung von höchster wissenschaftlicher Instanz empfohlen, stellt diese heute eine Todsünde dar. Mit Recht fragt man sich durch diese Verunsicherung :

Welche ist nun eigentlich die optimale und adäquateste Bewegungsform ?

Jeder weiß, daß man im Schweiße seines Angesichts beim Sport die Kondition verbessert. Trainieren heißt also sich „auspowern", ist mit Begriffen wie immer höher, immer schneller und weiter verbunden. Daß man mit den geschmeidigen Bewegungen von Qigong und Taiji-Quan den Körper in Hochform bringen kann, mag man für ein esoterisches Märchen halten. Das Gefühl für die Kraft innerer Streicheleinheiten und der Entspannung ist untergegangen.

Die Bewegungslehre auf der Grundlage **chinesischer Ganzheitsmedizin** hilft auf sanfte Weise, Energie fließen zu lassen und Blockaden zu lösen. Warm und in sich ruhend, ein Gefühl, als ob man in seinem Körper angekommen wäre, sich dort geborgen „fühlt". Ein Zustand, nach dem man sich sehnt, und zu dessen Realisierung uns oft Mittel und Wege – sprich: die **innere Wachsamkeit** – fehlen. Die chinesische Bewegungstherapie hilft, das physische und psychische Energiezentrum zu stabilisieren. Die Bewegungskunst des Ostens ist dem Bewegungssport des Westens gesundheitlich überlegen, weil sie die Einheit des Menschen (Körper – Seele – Geist) anspricht. Im Osten (und für mich) zählt die Freude an der Bewegung.

Die Bewegungskunst des Ostens ist „holistisch" (ganzheitlich). Sie bezweckt die Stärkung und das harmonische Zusammenspiel der inneren Organe, des Drüsensystems, der Nerven, der Muskeln, der Gelenke, der Blutgefäße und Bänder usw. Körperbewegungen alleine sind jedoch nicht ausreichend, die Bewegung des Geistes und der Seele sind in der Bewegungskunst des Ostens inbegriffen. Wenn man sich bewegt, kann die mit der Nahrung aufgenommene Energie verbraucht werden, zirkulieren, können die pulsierenden Säfte unbehindert fließen und Krankheiten können nicht entstehen. Deshalb haben die Unsterblichen des Altertums die Übungen des Dehnens und Streckens, das Simulieren der Tierbewegungen nachgeahmt, um das Altern hintanzuhalten.

Dafür gibt es den alten Sammelbegriff „Dao Yin" und den neuen Sammelbegriff „Qigong". Dao Yin heißt **„Strecken und Zusammenziehen"** des Körpers und Qigong heißt **„Bearbeiten der Energie".** Beide Namen fassen die unzähligen in China entwickelten Bewegungsreihen und Übungssysteme der klassischen daoistischen und buddhistischen Heilgymnastik zusammen. Im allgemeinen werden die Bewegungsübungen gleichsam in Zeitlupe ausgeführt, langsam, fließend, sanft, ohne zu stocken. Mit Aufmerksamkeit und Gelassenheit.

Bei Qigong handelt es sich um eine Bewegungsform, die sich über **Jahrtausende** bewährt hat. Für mich ist sie der Beweis einer guten, etablierten Methode.

Junges Leben, junges „Blut",
scherzt und tollt in Übermut,
aber der Zukunft zu gedenken -
will sie alles auf einmal verschenken.
Nehmen wir ein Beispiel an,
an dem man erkennen kann,
wie das Leben sich gestaltet,
wenn Maß und Ziel nicht drinnen walten.
Denk Dir einen Korb mit Äpfel sind unsere Habe –
die wir verschenken als Liebesgabe,
verschenken wir sie auf einmal,
so ist der Korb gleich leer.
Der Kluge wird niemals so handeln
er wird heute einen Apfel schenken und morgen.
und immer wird er daran denken
wer alles gleich auf einmal gibt,
der liebt die lange Dauer nicht.

Karl Kettenhuber (mein Vater)

Verschiedene Reaktionen beim Qigong

Am Anfang des Qigong-üben können Empfindungen und Gefühle auftreten, die bei anderen Bewegungstherapien nicht auftreten. Ich möchte Sie beruhigen, da diese Empfindungen beim Fortsetzen der Qigong-Übungen verschwinden.

Anfängliche Empfindungen können sein:
- Ein kribbeliges Gefühl in der Haut
- Ein leichtes Schweregefühl im Rücken
- Druck in den Schultern oder eine eingeschlafene Schulter
- Der Körper fühlt sich etwas kalt an
- Ein leichtes Wärmegefühl des Körpers
- Der Körper fühlt sich müde, lustlos
- Der Körper fühlt sich zu schlapp und weich
- Irgendwie ist da ein unnatürliches Gefühl

Dies nennt man in China „Die acht Besonderheiten". Es sind keineswegs schlechte Reaktionen, im Gegenteil, für Anfänger sind dies sogar gute Phänomene. Wenn allerdings Schmerzen auftreten, sollte man sich an den Qigong-Lehrer wenden.

Praktischer Teil

Qigong Vorübung (mentaler Weg)

Nach der traditionellen chinesischen Medizin (TCM) kann der Körper nicht von Geist und Seele getrennt werden. Ohne Geist gibt es keinen Körper. Der Geist braucht eine Wohnung, einen Ort, um existieren zu können. Beide werden als ein untrennbares Ganzes betrachtet.

Um eine Bewegung ausführen zu können, muß man eine

- bestimmte Körperhaltung einnehmen, zuvor braucht man
- **die innere Ruhe** (um das Qi zu pflegen) und die Bereitschaft, damit bei der Ausführung der Übung eine
- **Entspanntheit** erreicht wird. Die meisten Menschen verstehen unter Entspanntheit ein „sich so weit wie möglich fallen lassen". Dies ist aber nicht gemeint.

Unter Entspanntheit versteht man vielmehr, daß unter Einsatz eines minimalen Aufwandes, eine bestimmte innere Haltung eingenommen wird. Diese

- **Haltung** vermittelt einen Ausdruck geistigen Inhalts. (Sich mit sich beschäftigen und aufmerksam beobachten, was mit einem selbst vor, während und nach der Übung passiert.) Durch das
- **Loslassen** versuchen wir die Spannungen in der Muskulatur abzugeben. Dies ist natürlich eine Arbeit, Gong heißt ja auch „Arbeit", diese soll positiv gesehen werden und Spaß machen. Die
- **Entspanntheit,** und die
- **innere Ruhe** führen zur **Gelassenheit.** Unter dem Wort „Gelassenheit" versteht man auch „lassen". Als Beispiel, eine einfache Übung Zhan Zhuang (stehende Säule) bei der man bis zu einer Stunde ruhig stehen kann, ohne Muskelanspannung, zentriert, locker und entspannt. Nach einer Qigong Übung sollte man zu einem
- **Wohlbefinden** kommen. Dies erreicht man nur, wenn man sich nicht anstrengt. Wenn man innerlich ruhig ist, kann man auch
- die **Gelassenheit** üben. Sie ist immer die Wechselwirkung zwischen der Körperlichkeit und der geistigen Seite. Ein weiteres wichtiges Merkmal in der chinesischen Körperarbeit ist
- **die körperliche Mitte,** damit meint man geistig zentriert sein; dazu brauchen wir die innere Ruhe und
- **die Bequemlichkeit.** Wenn man nicht bequem sitzen kann, dann kann man auch nicht ruhig bleiben, nicht gelassen sein und schließlich auch keine geistige Zentriertheit finden. Wichtig ist noch

- **die Wirbelsäule** aufrecht zu halten, um die Gelenkigkeit vor allem in den beiden großen Gürteln, Becken- und Schultergürtel, zu entfalten und nicht einzuschränken. Beim Qigong wird auch noch der exakten
- **Gewichtsarbeit** große Bedeutung beigemessen. Um das Gewicht vollständig verlagern zu können, muß man den **Schritt,** den man setzt, **festigen,** indem er einem **bewußt** wird. Dieses „Bewußt werden", führt dazu, daß wir eine
- **innere Stabilität** erlangen und eine innere Sicherheit vermittelt bekommen. Dies führt zu einer
- **inneren Ordnung** und zu einer höheren Art von
- **Aufrichtigkeit.** Aufrichtigkeit bedeutet nicht nur das aufrechte Stehen. Es handelt sich vielmehr um ein Wortspiel zwischen aufrecht stehen und aufrecht gehen, in Verbindung mit der Aufrichtigkeit. Es ist also nicht die übertriebene moralische Aufrichtigkeit gemeint, sondern, daß man erkennt, worauf es ankommt und was richtig für einen ist. Auch von innen her soll aufrichtig gedacht werden.
- **Der stabile Stand.** Um zum stabilen Stand zu kommen, muß das ganze Körpergewicht nach unten über die Gelenke verlagert werden, damit die Füße das Gewicht tragen können. Ferner müssen wir
- **Loslassen** und verschaffen uns damit eine
- **Verwurzelung** mit dem Boden, also eine Bodenständigkeit. Diese
- **Bodenständigkeit** kann sich, wenn man sie bewußt übt, zu einer geistigen, seelischen Bodenständigkeit entwickeln.
- **Koordinierung** zwischen den Armen, den Beinen, und dem Rumpf, (sprich: der Wirbelsäule) andererseits geht es um die Koordinierung zwischen dem Körper und der geistigen Führung, dem
- **Bewußtsein.** Der sanfte Ausdruck der Bewegung oder auch die ausdrucksvolle Haltung des Körpers soll nicht nur von der Mitte aus gesteuert werden, sondern auch vom Geist geführt werden. Dadurch wird die Bewegung klarer. Diese
- **Klarheit** kann natürlich zu einer Klarheit des eigenen Ichs weiterführen. Man beginnt besser zu beobachten, zu spüren, was bei einem selbst im Inneren, während und nach der Übung passiert. Dies ist eine Voraussetzung, um ein gewisses Interesse für andere Menschen und für die natürliche Umwelt zu bekommen. Der liebevolle Umgang mit sich und anderen Menschen ist eine wichtige Angelegenheit, sie führt zur
- **Verantwortung** für sich und für die eigene Gesundheit. Zur geistigen Führung gehört auch die Vorstellungskraft die häufig als
- **imaginäre Energie** bezeichnet wird.

Der Körper braucht den Geist, um fühlen zu können, ebenso wie der Geist den Körper braucht, um einen Ort zu finden, wo er zu Hause ist.

Schließlich geht es darum, den Blick mit dem Geist zu koordinieren. Mit unserem Blick lenken oder führen wir die Bewegung, z. B. schauen wir in die Richtung, wohin wir die Hand schieben wollen. Wenn wir gerade in die Mitte schauen, schieben wir die Hand nach vorne, wenn wir die Hand nach rechts schieben wollen, dann drehen wir uns nach rechts und schieben die Hand nach rechts. So wird in einem Bruchteil von Sekunden, im voraus, durch den Blick, der Bewegung die Richtung gegeben.

Wenn der **Blick** nicht zur Führung einer Bewegung eingesetzt wird, kann man seinen Blick einsetzen, um so weit wie möglich ein Umfeld, ein sogenanntes Blickfeld zu gewinnen. Dies hat nicht nur den Vorteil, daß man bei der Bewegung eine Richtung bekommt, um stabil stehen zu können, sondern damit können wir eine **geistige Orientierung** entwickeln, eine **Weitsicht** bekommen. Diese vermittelt uns den Grad der eigenen Un-Wichtigkeit, unsere Fähigkeit zur Demut und unsere Bereitschaft zur Liebe, uns und anderen gegenüber.

Das **innere Lächeln** kommt von selbst, wenn Aufmerksamkeit und Bewegung verschmelzen. Es stellt sich ein Gefühl sanfter, freundlicher Heiterkeit ein.

Grundstellung

Die **Beine** sind geschlossen, den linken Fuß auf die Spitze und schulterbreit abstellen (der Schritt in die Ruhe).

Die **Füße,** sind schulterbreit parallel, die Knie leicht gebeugt, das Gewicht ist zu zwei Dritteln am Vorderfuß, Fersen leicht nach außen drücken.

Der **runde Schritt** (Zwickel) ist sehr wichtig, man erreicht ihn, indem man die Knie etwas nach außen drückt, nach vorne wieder nach innen drückt, so sind die Knie außen leicht gebeugt und innen gestreckt.

Die **Wirbelsäule** ragt gerade heraus. Das Qi kann über das Dienergefäß (verläuft in der Mittellinie der Vorderseite des Körpers) und das Lenkergefäß (verläuft in der Mittellinie am Rücken) geleitet werden.

Der **Anus** (Pforte des Gesäßes) wird eingezogen, dadurch ist die Gesäßmuskulatur etwas angespannt. Das Erdentor Huiyin wird geschlossen. Dort treten Yin- und Yang- Energie miteinander in Beziehung.

Das **Kreuz** entspannen, dazu müssen zuerst die Rippen entspannt werden, damit das Qi ins Dantian sinken kann.

Um die **Rippen** zu entspannen, wird die Brustwirbelsäule nach vorne gedrückt der Rippenraum wird erweitert, und die Brustmuskulatur wird entspannt.

Die **Taille** entspannen, indem wir unter Einatmung die Schulten hochziehen und unter tiefer Ausatmung fallen lassen. Dadurch vermehrt sich das Ursprüngliche Qi (Yuan Qi) das Meer der Energie (Qihai) kann sich besser füllen und ausdehnen. Die Organfunktionen werden dadurch erleichtert und verbessert; es gibt ein chinesisches Sprichwort das sagt **„leeres Herz und voller Bauch".**

Den **Rücken** aufrecht halten, indem wir die Schultern locker nach unten hängen lassen.

Die **Schultern** fallen lassen und etwas nach vor nehmen, entspannt nicht nur die Nackenmuskulatur, es werden wichtige Punkte am Blasenmeridian im Rücken geöffnet. In der Vorstellung unter den Achselhöhlen wäre ein rohes Ei, das nicht hinunterfallen und nicht zerquetscht werden darf, dadurch sind die Achselhöhlen offen.

Die **Arme** locker hängen lassen, die **Ellbogen** leicht gebeugt. In einer Mittelstellung ist der natürliche Fluss von Qi und Blut gegeben.

Die **Handgelenke** nach innen drehen, das hilft der Bewegung des Qi. Die Handgelenke sollten so locker sein, daß sich ein Vogel vom Handrücken nicht zum Fluge abstoßen kann. Wie Vogelkrallen die Fingerspitzen leicht gebeugt.

Eine Hilfe für den aufrechten Stand ist noch die Vorstellung, der **Kopf** wäre mit einem unsichtbaren Faden mit dem Himmel verbunden, als ob er hochgezogen wird, so, daß die Nackenmuskeln den Kopf nicht halten müssen, er ruht leicht und locker in der Mitte.

Das **Kinn** leicht angezogen und das Qi kann über Lenkergefäß und Dienergefäß zirkulieren. Der „Kleine himmlische Kreislauf" ist in Gang gebracht.

Unten fest verwurzelt stehen, oben leicht (gedankenleer). Die Oberlider sinken etwas, der Blick ist nach innen gerichtet, „Schauen, ohne zu schauen" (den Geist zurückziehen).

Lippen leicht geschlossen, Backenknochen ruhen aufeinander, ohne daß zugebissen wird. Diese Stellung fördert das Yang und verhindert, daß das Innere Qi nach außen fließt.

Die **Zunge** auf den Gaumen, heißt die Elsterbrücke bilden. Der Zungenschluß ist wichtig, dadurch wird eine direkte Verbindung des Dumai mit dem Renmai (Lenker und Dienergefäß) hergestellt.

Sich selber liebevoll zulächeln (das Innere Lächeln). Die Gesichtsmuskeln und die gesamte Schädelbasis, mit allen vegetativen Hirnzentren werden entspannt.

Die Grundstellung ist eine wichtige Vorübung zum Qigong.

Sie soll mit **Aufmerksamkeit, Harmonie und Entspanntheit** geübt werden.

Abschlußübung

Nach jeder Qigong-Übung sollte bewußt abgeschlossen werden, denn eine Übung ohne Abschluß ist eine verlorene Übung!

Die Hände heben einen (Qi) Ball vor dem Körper hoch, dabei einatmen. Bis zur Stirne einatmen, kurz nicht atmen die Hände zum Boden drehen und nach unten führen – ausatmen dreimal. Dann Dantian schließen mittels kreisender Handmassage. Die Hände liegen auf Dantian. Der Punkt KG 6 Qihai „Meer der Energie" liegt vier Zentimeter unterhalb des Nabels. Die Punkte Kreislauf acht Laogong („Palast der Mühen") liegt in der Handfläche. **Beachte:** Männer die linke, Frauen die rechte Hand zuerst. Nun machen wir in die Richtung, in die der Daumen der außen liegenden Hand zeigt, neun kreisförmige Bewegungen – klein beginnend, größer werdend – beim Einatmen oberhalb des Nabels, beim Ausatmen unterhalb des Nabels. Anschließend die Hände in der Magengrube wechseln und sechs Kreise in die andere Richtung bewegen, groß beginnend, klein werdend. Vor Dantian die Hände wieder wechseln und mit leichtem Druck auf den Unterbauch, die Aufmerksamkeit auf Dantian lenken. 24x die Hände vor der Brust auf und ab reiben, entlang der Taille (Gürtelgefäß) zu Mingmen (Nieren) 36x oder 81x auf und abreiben, wieder 24x vor der Brust. Abschließend Hände sinken lassen, linkes Bein beistellen und mit rechtem Fuß aus der Übung steigen.

Yeon Gong
Qigong der 18 Bewegungen (für die Wirbelsäule)

練 功 十 八 法

1976 wurde dieser Qigong in einer einberufenen nationalen Konferenz in Shanghai veröffentlicht. Der Arzt Zhuang Yuan Ming, dessen Erfahrungen von Altmeister Wang Zi Ping stammen, war der Verfasser der 18 Bewegungen.

Yeon Gong gehört zu den **äußeren** Qigong und verbessert die **Körperform,** bringt sie wieder ins Lot, das Qi kann wieder ungehindert fließen. Die 18 Bewegungen werden bei allen Arten von Erkrankungen der Wirbelsäule, aller Gelenke und der sie verbindenden Weichteile, wie Muskeln, Gelenkskapseln und Gelenksbänder eingesetzt.

Da ich in meinem Beruf als Masseur und Sportphysiotherapeut meine Wirbelsäule stark belaste, übe ich Yeon Gong häufig und gebe diese Methode an viele Seminarteilnehmer weiter.

Yeon Gong gliedert sich in drei Gruppen.

Übungen für Hals, Schultern, Ellenbogen, Handgelenke und Finger

第一組　首、肩の痛みを
予防、治療する練功法

Jin xiang zhen Li
Zur Lockerung und Beweglichkeit des Halses

第一節 頸項爭力

1 Grundstellung: Füße schulterbreit, Hände locker in die Hüften, gestützt
2 Kopf nach links wenden Augen nach links drehen – einatmen
3 Kopf zurück drehen – ausatmen
4 Kopf nach rechts drehen – einatmen
5 Kopf zur Ausgangsposition drehen – ausatmen
6 Kopf im Nacken überstrecken Blick in den Himmel – einatmen,
7 Kopf wieder zur Mitte – ausatmen.
8 Blick nach unten Kopf im Nacken beugen; als ob wir am 7. Halswirbel hochgezogen werden würden – einatmen
9 Blick und Kopf gerade aus – ausatmen – Arme langsam sinken lassen.

Wiederholung: Ganzer Zyklus viermal

Wirksam bei: Schulter-Arm-Syndrom, Wirbelsäulensyndrom (Schwindel, lindert Augenleiden, Schwerhörigkeit, Sinusitis durch besser Durchblutung).

Beachten: Bei der Kopfbewegung Brust nicht hervor wölben.

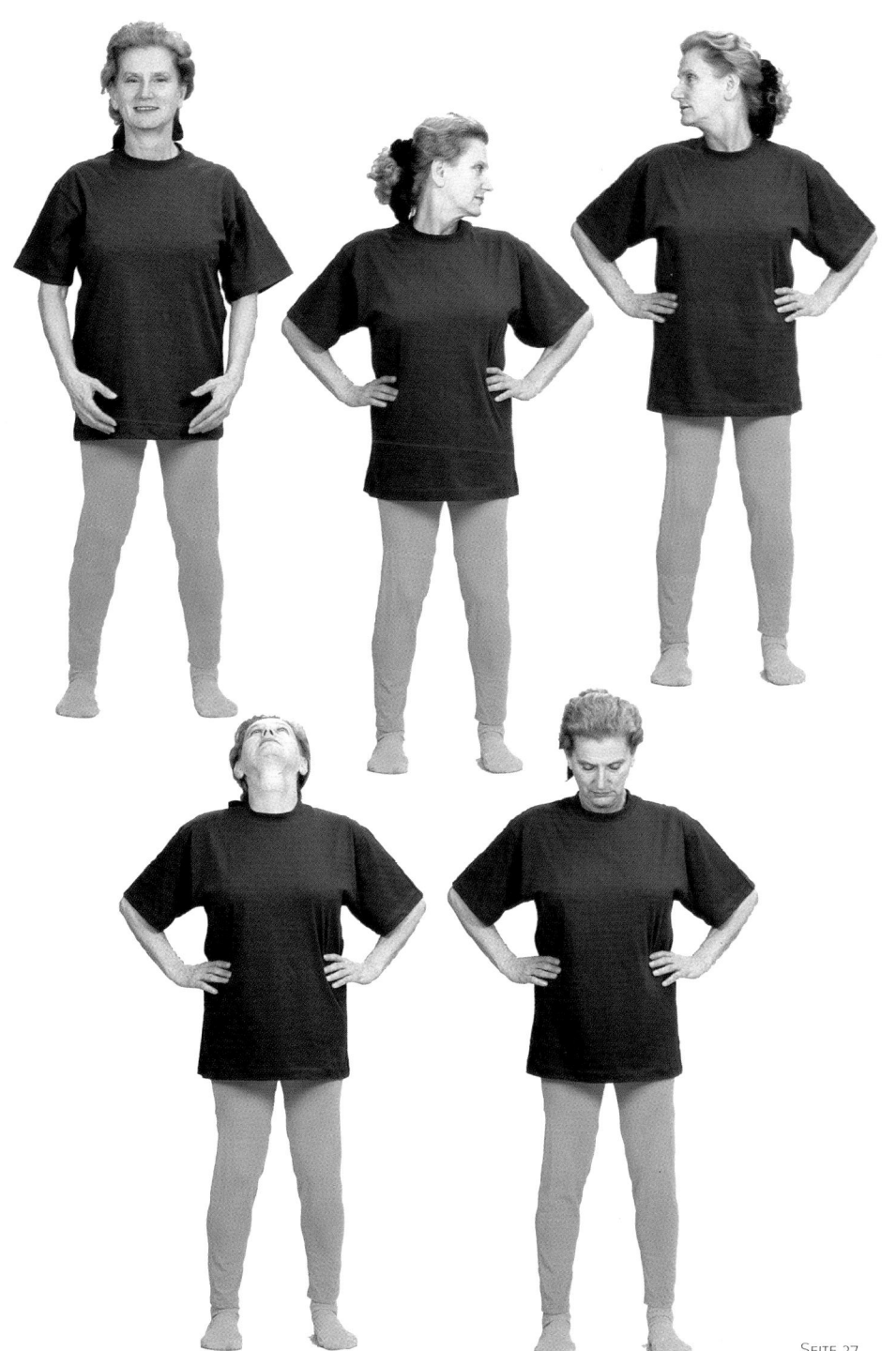

Zuo youkai gong
Für hinteren und seitlichen Hals, Schultern und Schulterblätter

第二節　左右開弓

1 Grundstellung: Arme heben bis die Hände vor dem Gesicht sind. Wie durch ein Fenster blicken, (gespreizter Daumen und Zeige-finger – Tigermaul)
2 Beide Arme zugleich zur Seite führen, daß Unterarme senkrecht stehen (U-halte), Hände zu lockeren Fäusten schließen, Kopf nach links drehen, Blick durch die linke Hohlfaust – einatmen
3 Beide Arme wieder zur Ausgangsstellung – ausatmen
4 Übungen 2 und 3 nach rechts wiederholen
5 Arme langsam sinken lassen.

Wiederholung: Bewegungsablauf viermal

Beachten Sie bitte: Die Schultern bleiben unten, Fäuste in gleicher Höhe.

Wirksam bei: HWS-Syndrom, Versteifung des Halses und Brust-korbes. (Nasen-, Ohren-, und Augenleiden.)

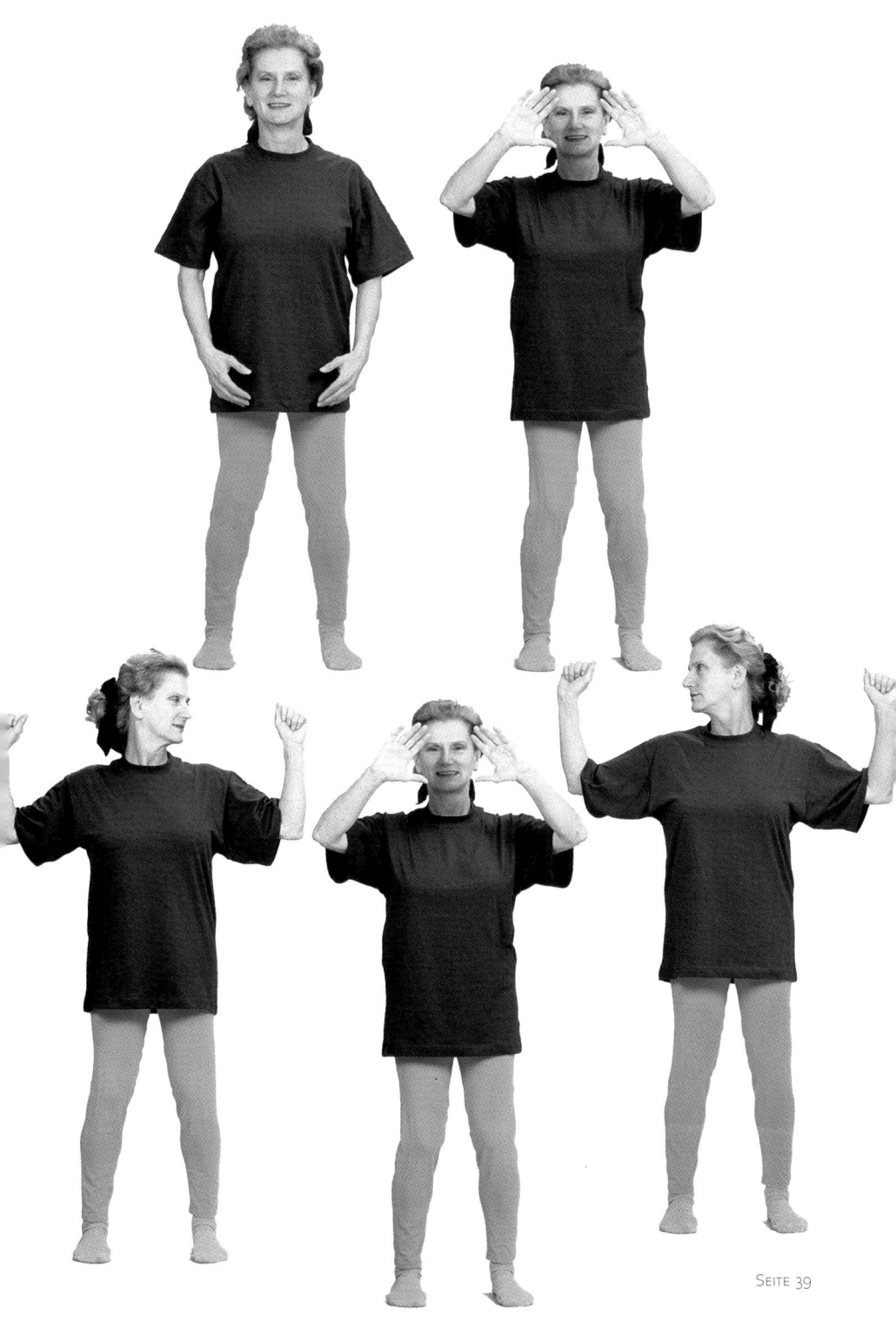

Shuang shu shen zhan
Hände und Arme ausstrecken

第三節　双手伸展

1 Grundstellung: Arme seitlich, im Ellbogen gebeugt, U-förmige Haltung, lockere Fäuste, Blick nach links.

2 Beide Arme nach oben strecken, dabei die Hände öffnen, der Blick folgt dem linken Daumen – einatmen.

3 Arme wieder in Ausgangsstellung – ausatmen.

4 Übung 1 bis 3 nach rechts wiederholen.

Wiederholung: Bewegungsablauf seitenverkehrt im Wechsel je viermal

Beachten Sie bitte: Wenn die Brust vorgewölbt und der Bauch eingezogen werden, soll man weiter atmen.

Wirksam bei: Myalgien im Nacken und Schultern, Bewegungseinschränkungen der Schulter- und Armgelenke (Schwindel.)

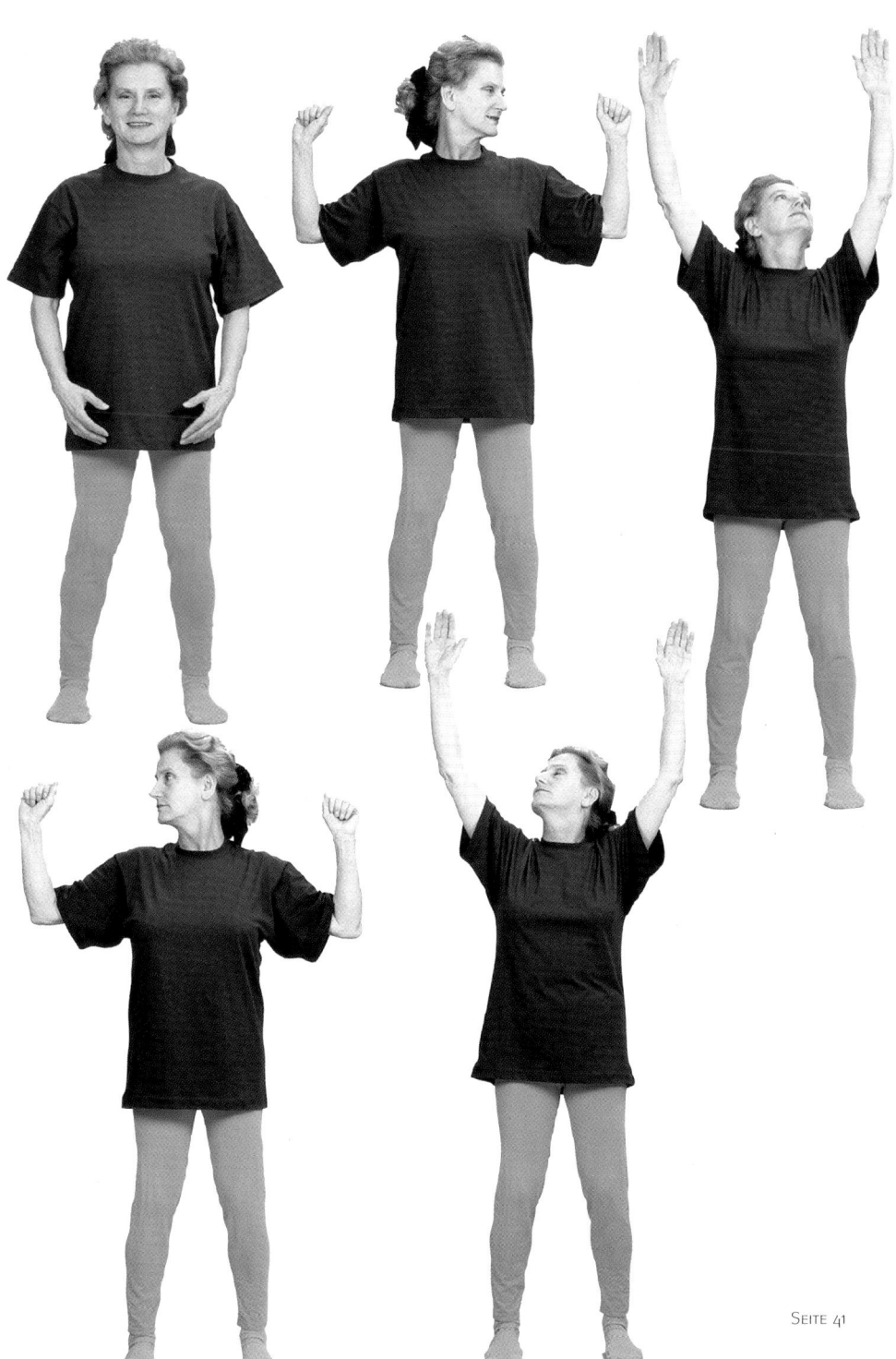

Kai kuo xiong huai
Den Brustkorb dehnen (weiten)

第四節　開闊胸懷

1 Grundstellung: gestreckte Hände vor dem Körper übereinander legen.
2 Arme gestreckt mit gekreuzten Händen bis über Kopf heben, – einatmen.
3 Arme lösen und zu beiden Seiten des Körpers abwärts führen. Blick auf die linke Innenhand – ausatmen.

Wiederholung: Übung seitenverkehrt im Wechsel je viermal

Beachten Sie bitte: Arme locker gestreckt beim Heben die Brust vorwölben und Bauch einziehen.

Wirksam bei: Engegefühl im Brustkorb und bei Schwäche der oberen Brustwirbelsäule Verspannungen im Nacken, Schultergürtel und, Bewegungseinschränkung der Schultern.

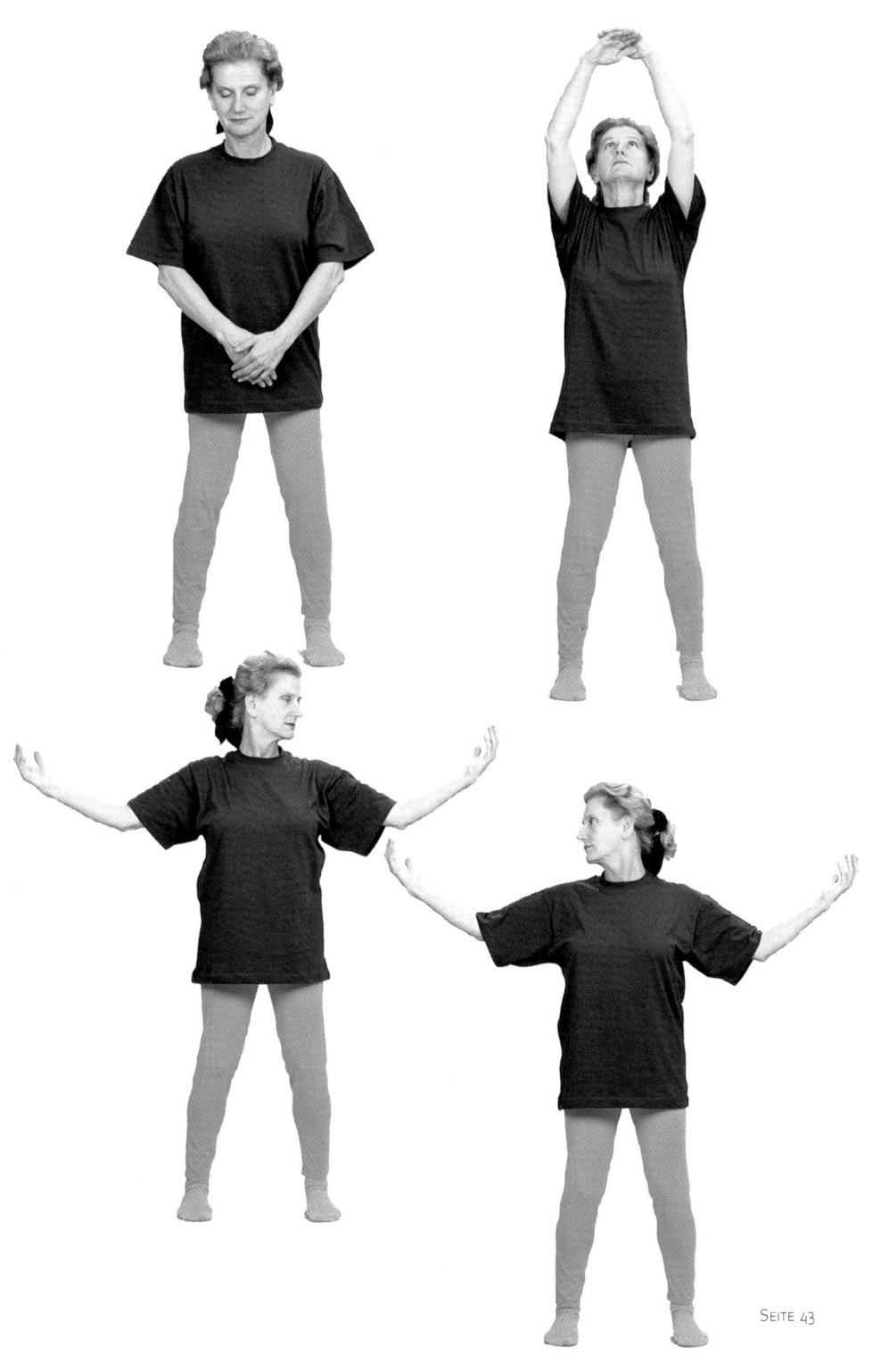

Zhan chi fei xiang
Die Flügel öffnen

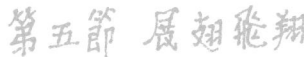

1 Grundstellung: beide Hände (mit Handfläche) in die Nierengegend legen
2 beide Hände entlang des Rippenbogens streifend nach vor bewegen, Blick ist auf den linken Ellbogen gerichtet – einatmen
3 Hände mit Handrücken zusammen führen und die Fingerspitzen aufstellen dann einen Ball nach unten drücken.

Wiederholung: im Wechsel je viermal wiederholen.

Beachten Sie bitte: Beim Heben der Hände müssen die Schultern unten bleiben. Handgelenke locker. Durch die Bewegung der Ellbogen bilden die Unterarme die Flügel.

Wirksam: Schultergelenk-Versteifung, Krankheiten der oberen Extremitäten.

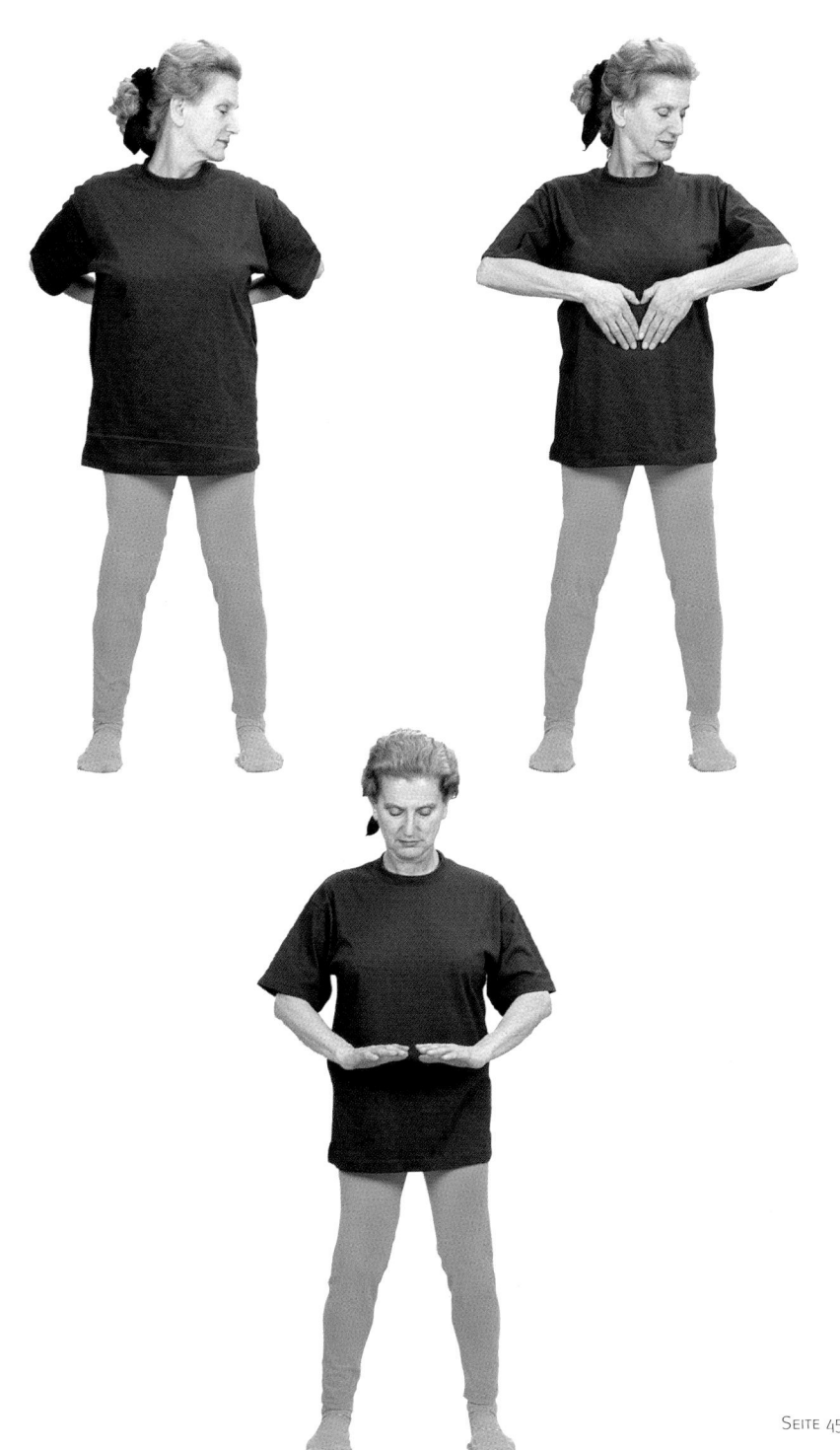

Tie bi dan ti
Den Eisernen Arm heben

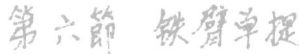

1 Grundstellung: linke Hand auf Kreuzbein legen
2 den rechten Arm seitlich langsam, bogenförmig bis über den Kopf hoch führen, Blick folgt dem Daumengrundgelenk, gedanklich als ob der Arm schwer wie Eisen wäre – einatmen.
3 Arm seitlich bogenförmig wieder nach unten führen linke Hand über rechte Hand ins Kreuz legen – ausatmen
4 Übung nach links wiederholen.

Wiederholung: je viermal im Wechsel

Beachten Sie bitte: Beim Heben des Armes bleibt der Oberkörper gerade. Handrücken ist gestreckt, die Augen blicken der Hand nach.

Wirksam: bei schmerzhafter Versteifung von Nacken, Schulter und Kreuz. (Magen, Zwölffingerdarm und Dünndarmleiden, Gallenblasenerkrankungen).

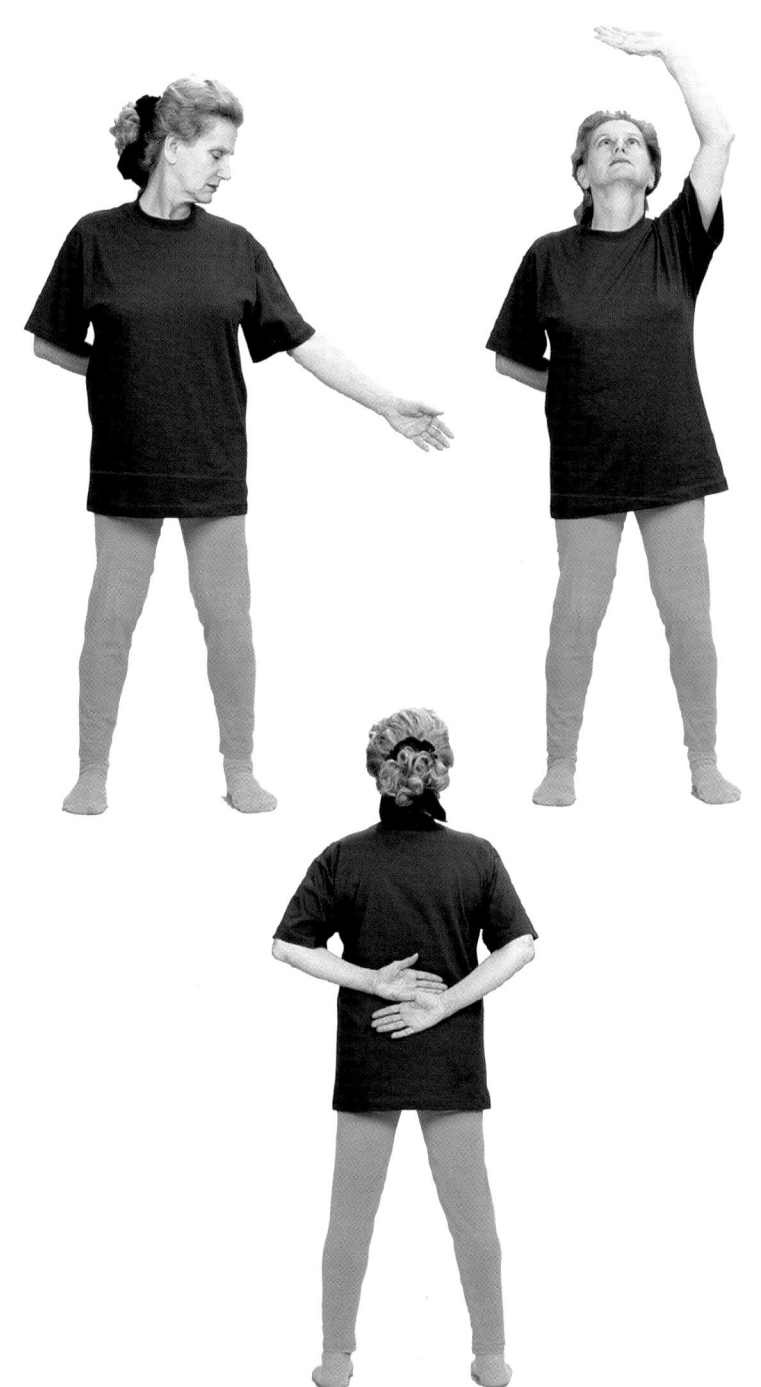

Übungen bei Erkrankungen von Kreuz und Rücken

第 二 組　腰 背 の 痛 み を

予 防、治 療 す る 練 功 法

Shuang shou tuo tian
Mit den Händen den Himmel stützen

第 一 節　双 手 托 天

1 Grundstellung: Finger verschränken, Händfläche nach unten drehen,
   vor den Körper bis über den Kopf führen – einatmen
2 Mit gestreckten Armen der Kopf bleibt zwischen den Armen den
   Oberkörper in der Brustwirbelsäule nach rechts beugen – kurz
   einatmen, ausatmen den Oberkörper gerade, mit Einatmen
   nochmals zur rechten Seite neigen,
3 Oberkörper aufrichten, zur Ausgangsposition zurück, ausatmen
4 Verschränkung der Fingern lösen, beide Arme seitlich, kreisförmig nach unten führen, Blick in rechte Handfläche – ausatmen.

Wiederholung: je Seite viermal im Wechsel.

Beachten Sie bitte: Beim Wenden der Handfläche bleibt der
Oberkörper senkrecht, Handrücken gestreckt beim Beugen zur
Seite dürfen sich die Hüftgelenke nicht mitbewegen.

Wirksam: Kreuzschmerzen, Wirbelsäulenverkrümmung, (Nieren-
funktionsstörungen, Lungenblähung, Asthma).

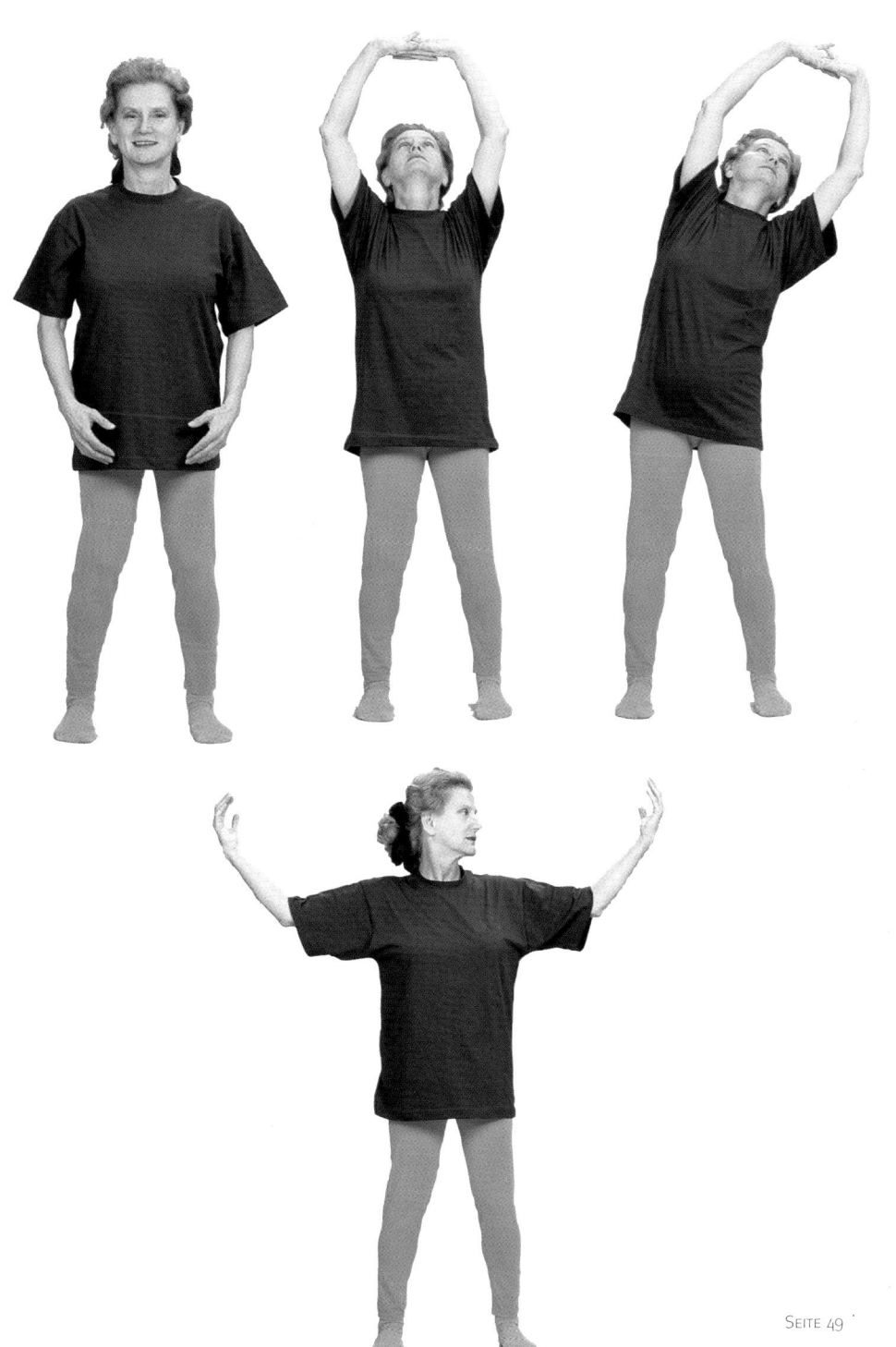

Zhuan yao tuei zhang
Das Kreuz drehen und mit der Hand wegschieben

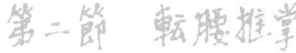

Diese Übungen führen zur Lockerung des Kreuzes (Lendenwirbelsäule) und kräftigen die Bauch-, und Rückenmuskulatur. Die Kapsel und Bänder der großen Gelenke werden elastisch. Milz, Magen und Nieren werden positiv beeinflußt. Sie fördern die Durchblutung und kräftigen die Atmung.

1 Grundstellung: Hände zu lockeren Fäusten schließen und in die Hüften legen – einatmen.
2 Mit der rechten Hand von der Mitte des Brustkorbes nach vorne wegschieben, dabei Faust öffnen Fingerspitzen schauen zum Himmel – ausatmen
3 Rechte Hand wieder zur Hüfte zurückziehen wieder Faust bilden – einatmen
4 Übung nach links wiederholen

Wiederholung: im Wechsel je viermal

Beachten: Die Hand langsam vorschieben die Kraft soll in der Handfläche spürbar sein, aus den Hüften den Drehimpuls geben.

Wirksam: bei Schulter-Arm-Syndrom, Rücken- und Kreuzschmerzen, Sensibilitätsstörung und Muskelathrophie der Arme. (Lungenblähung, Bronchitis, Asthma).

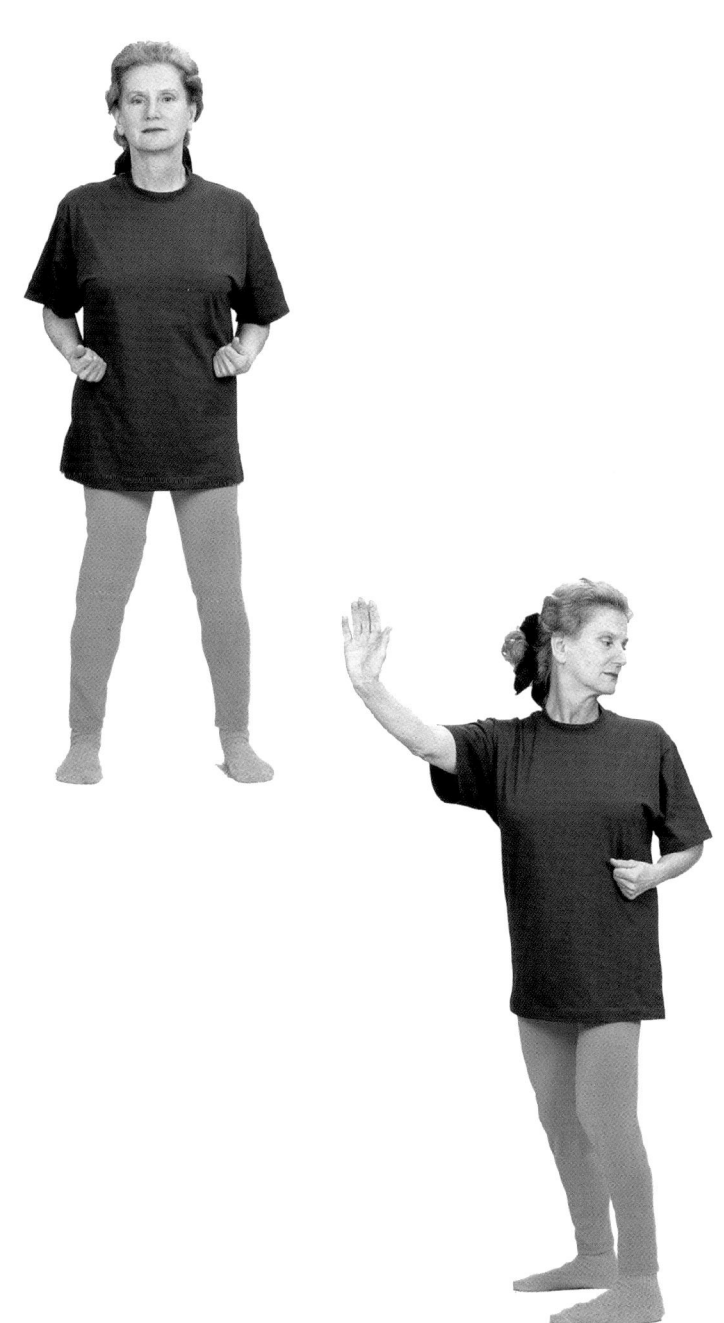

Cha yao xuan zhan
Das Kreuz drehen

第三節 叉腰旋轉

1 Grundstellung, Hände in die Hüften stützen Finger schauen nach rückwärts.
2 Das Becken im Uhrzeigersinn drehen nach vor – einatmen, nach rückwärts – ausatmen (die Hände schieben das knöcherne Becken)

Wiederholung: zweimal nach links zweimal nach rechts.

Beachten Sie bitte: Der Oberkörper bleibt senkrecht.

Wirksam: bei: Hüftbeschwerden, LWS, Lumbago, chronische WS-Syndrom, Verkrümmung der HWS. Schmerzhafte Hüftgelenks-veränderungen.

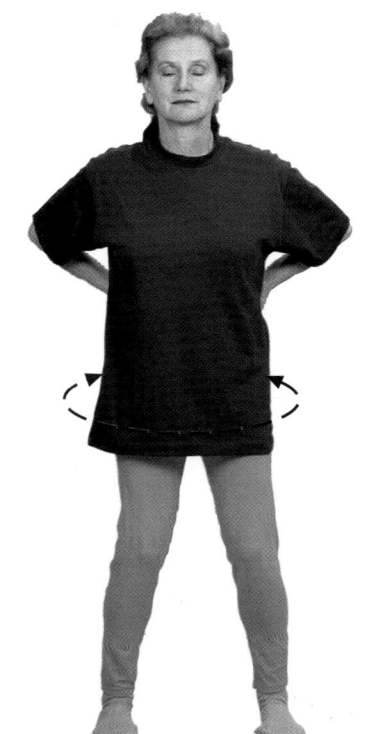

Gong Bu Cha Zhang
Stellung Gong Bu

第五節 弓步插掌

1 Breite Grundstellung: Hände in die Hüften stützen.
2 Rechten Fuß 45 Grad, nach links (Mitte) linker Fuß 90 Grad nach links drehen – einatmen.
3 Rechten Arm gerade nach vor strecken, dabei Faust öffnen Handrücken schaut nach außen, Finger senkrecht linke Faust drückt gegen die linke Hüfte, linkes Bein ist gestreckt.
4 Rechten Arm wieder zurückziehen – Faust bilden – einatmen
5 Linken Fuß 90 Grad, dann rechten Fuß 45 Grad zurückziehen – Fäuste locker in die Hüften, – ausatmen

Wiederholung: Übung im Wechsel seitenverkehrt je viermal

Beachten Sie bitte: Beim Bogenschritt sind Kreuz und rückwärtiges Bein gestreckt. Die Hüfte drückt gegen den anliegenden Arm mit Kraft dagegen.

Wirksam bei: Lenden-, Kreuz-, Rückenerkrankungen und solcher der vier Extremitäten, Sensibilitätsstörungen.

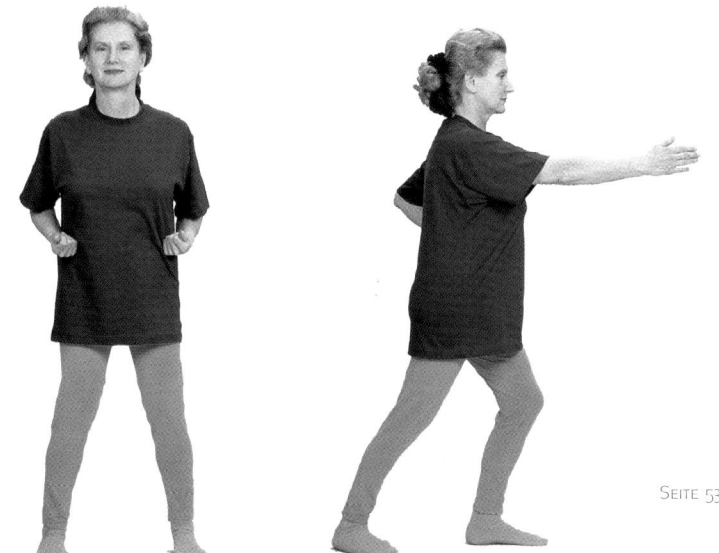

Zhang bi wan yao
Die Arme ausbreiten und die Lendenwirbelsäule beugen

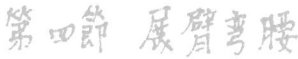

1 Grundstellung: Die Hände vor dem Körper übereinanderlegen.
2 Die gekreuzten Hände vorne in Mittellinie bis über Kopf hochheben – einatmen
3 Hände lösen beide Arme seitlich, kreisförmig nach unten führen,
  in Schulterhöhe Handflächen nach unten drehen Oberkörper
  dabei beugen bis zu den Füßen – ausatmen
4 Hände wieder übereinander legen, Kopf ist zwischen den Armen,
  aufrichten, in Kniehöhe Kopf im Nacken überstrecken bis in
  Kopfhöhe anheben Oberkörper dabei aufrichten – einatmen
5 Beide Hände seitlich, kreisförmig nach unten führen, in Schulterhöhe Handflächen nach unten drehen, Oberkörper beugen –
  ausatmen
6 Hände lösen, Oberkörper wieder aufrichten, mit den Händen
  über Beine streichen – einatmen

Wiederholung: viermal

Beachten Sie bitte: beim Herausheben der Brust Bauch einziehen,
dadurch wird die Lendenwirbelsäule gekräftigt. Beim Vorneigen
des Körpers berühren die Fingerspitzen den Boden.

Wirksam: bei: Nacken-, Rücken-, Kreuzkrankheiten. Alle Arten
von Bewegungseinschränkungen der Wirbelsäule (Magen-Darm-
erkrankungen).

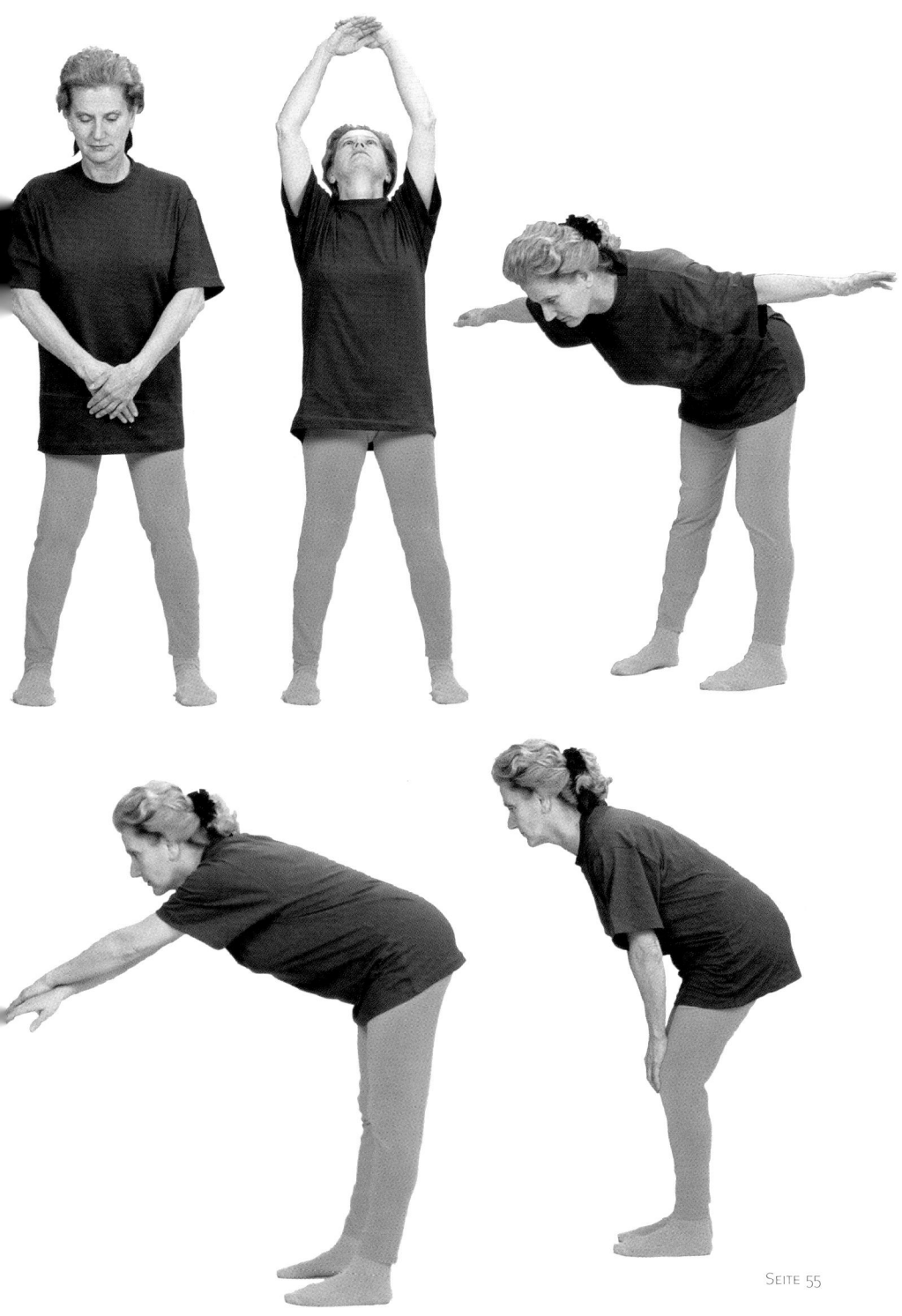

Shuang shou pan zu
Mit beiden Händen die Fußrücken fassen.

第六節 双手攀足

1 Geschlossene Grundstellung: Finger verschränken, Handfläche nach unten drehen und vorne in Mittellinie bis in Kopfhöhe führen, Beine durchstrecken eine Bewegung durchführen, als ob man einen Ball wegschmeißen würde, dabei Gesäß heraus wölben – einatmen.

2 Oberkörper mit Kopf zwischen den Armen vorne nach unten beugen – ausatmen

3 Finger lösen, über die Beine ausstreichen wieder aufrichten – einatmen.

4 Grundstellung – ausatmen

Wiederholung: viermal

Beachten Sie bitte: beim Beugen des Körpers Gesäß heraus wölben Beine strecken.

Wirksam: bei Überbelastungssyndrom der Hüften und Beine, Ödeme in den Beinen, Sensibilitätsstörungen. Bewegungseinschränkung von Kreuz und Wirbelsäule.

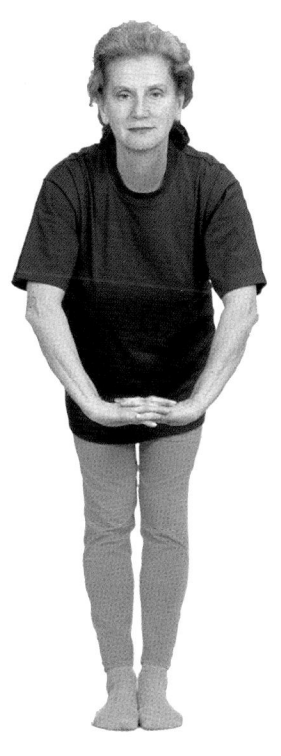

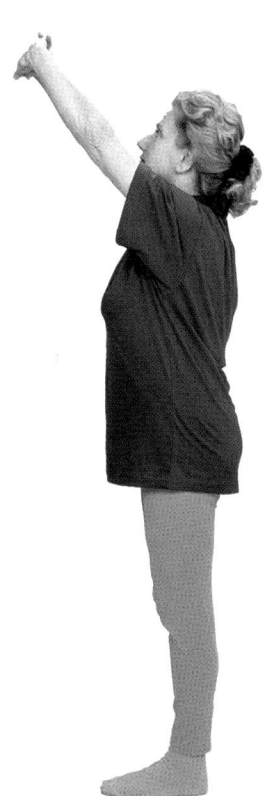

Übungen bei Erkrankungen von Gesäß, Hüften und Beinen

第三組　臀、脚の痛みを

予防、治療する練功法

Zuo you zhuian xi
Die Drehung der Knie

第一節　左右転膝

1 Geschlossene Grundstellung: Beide Hände auf die Knie legen.
2 Kniegelenke im Uhrzeigersinn drehen – einatmen
3 Knie nach hinten durch strecken – ausatmen

Wiederholung: pro Seite viermal

Beachten sie bitte: Drehbewegung soll langsam sein und weit ausholend.

Wirksam: bei Schwäche von Knie- und Fußgelenken.

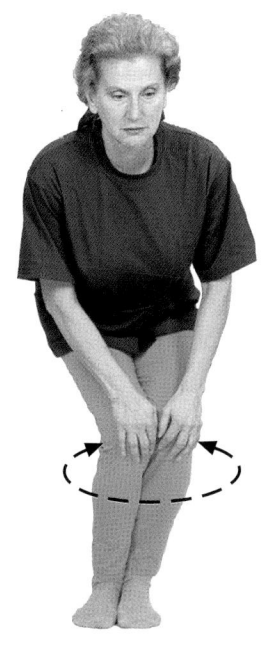

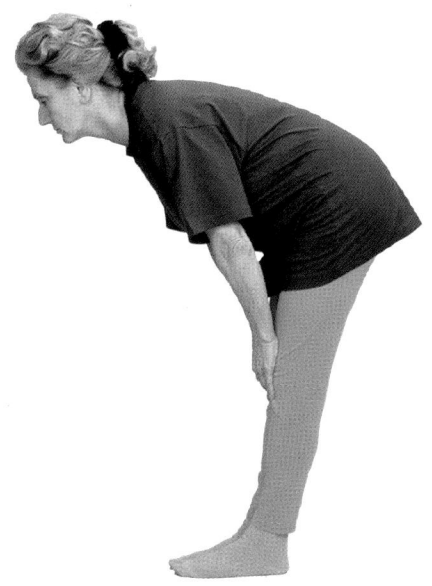

Pu pu zhuan ti
Stellung Pu Bu

第二節　仆步轉体

Diese Übungen machen die Gelenke geschmeidig Bänder, Kapseln, Muskel, und Sehnen im Gesäß und an den Beinen werden gekräftigt.

1 Überbreite Grundstellung: Hände in die Hüften stützen.
2 Gewicht auf linkes Knie ins Knie gehen – einatmen
3 Oberkörper dreht sich um 45 Grad nach rechts – ausatmen
4 Oberkörper mit Becken zurück drehen – einatmen.
5 Wieder in Ausgangposition aufrichten – ausatmen.

Wiederholung: je Seite viermal.

Beachten Sie bitte: Das Knie steht beim Ausfallschritt über der Fußspitze, Oberkörper bleibt aufrecht. Gewicht ist zu 80% auf gebeugtem Bein.

Wirksam: bei Kreuz-, Gesäß-, Beinschmerzen, Hüft-, Knie-, und Fußgelenkversteifungen.

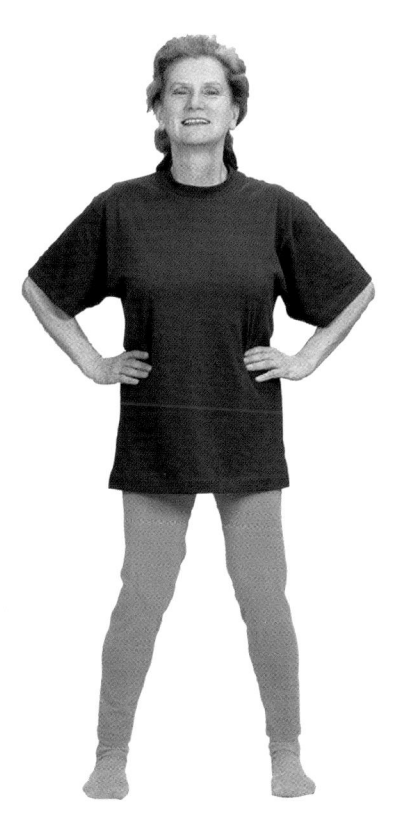

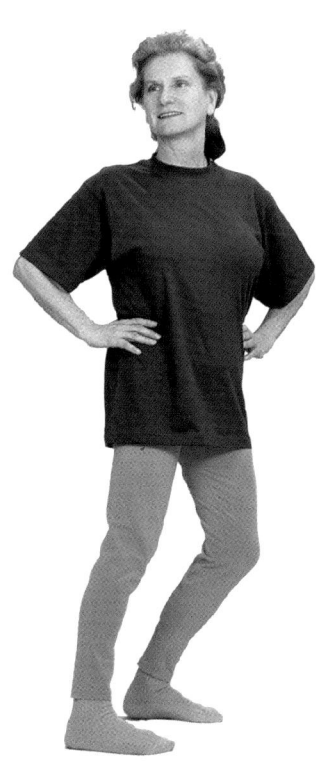

Fu deng shen tuei
Die Kniegelenke beugen und strecken

第三節 俯蹲伸腿

1 Geschlossene Grundstellung, Oberkörper beugen und die Hände auf die Knie legen, Beine sind gestreckt – einatmen
2 Kniegelenke beugen, ganz auf die Fersen setzten – ausatmen
3 Beide Hände auf die Füße legen, und die Knie durchstrecken – einatmen
4 Aufrichten – ausatmen

Wiederholung: viermal

Beachten Sie bitte: die Handflächen auf die Fußrücken legen, erst danach die Beine strecken.

Wirksam: Hüft-, Knie-, Fußgelenkversteifung Schwäche in den Knien.

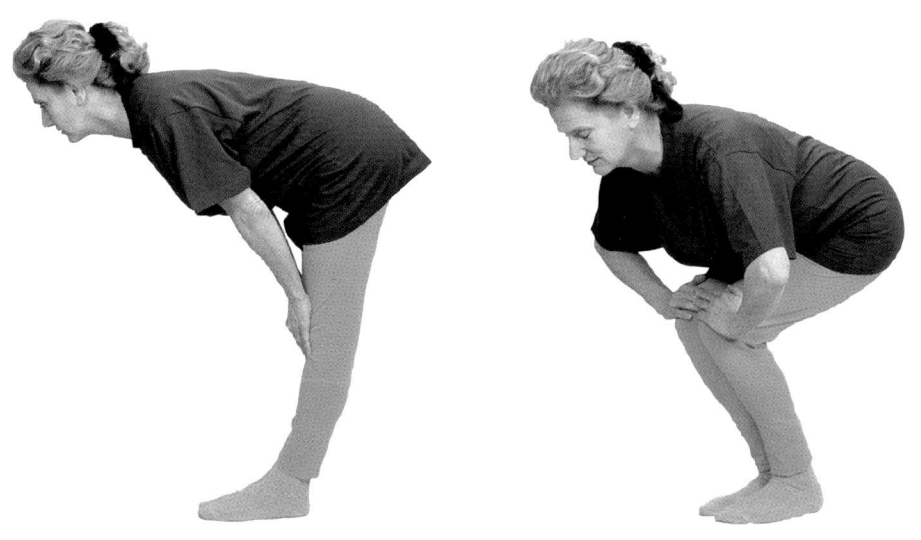

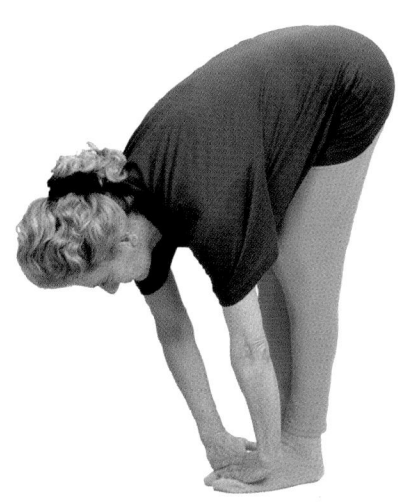

Fu xi tuo zhang
Auf den Knien aufstützen und den Himmel halten

第四節 扶膝托掌

1 Überbreite Grundstellung: beide Hände auf das linke Knie legen
   ausatmen Oberkörper senkrecht, Knie beugen, Körpergewicht
   zwischen beide Beine. Linke Hand überkreuzt auf das rechte
   Knie legen
2 Rechte Hand vorne in der Mittellinie bis über den Kopf heben –
   einatmen. Augen blicken auf den Handrücken
3 Hand vor den Körper wieder herunterführen Beine strecken –
   ausatmen
4 Überkreuzen der Arme – Hände wechseln.

Wiederholung: viermal pro Arm.

Beachten Sie bitte: Wenn der Oberkörper senkrecht steht und die
Beine in Reitersitzhaltung ist das Körpergewicht genau zwischen
beiden Beinen. Der Arm ist beim Hochheben gestreckt.

Wirksam: bei Krankheiten an Hüftgelenken und Kniegelenken
Schwäche und Schmerzen in den Beinen. Beweglichkeitsein-
schränkung der Beine.

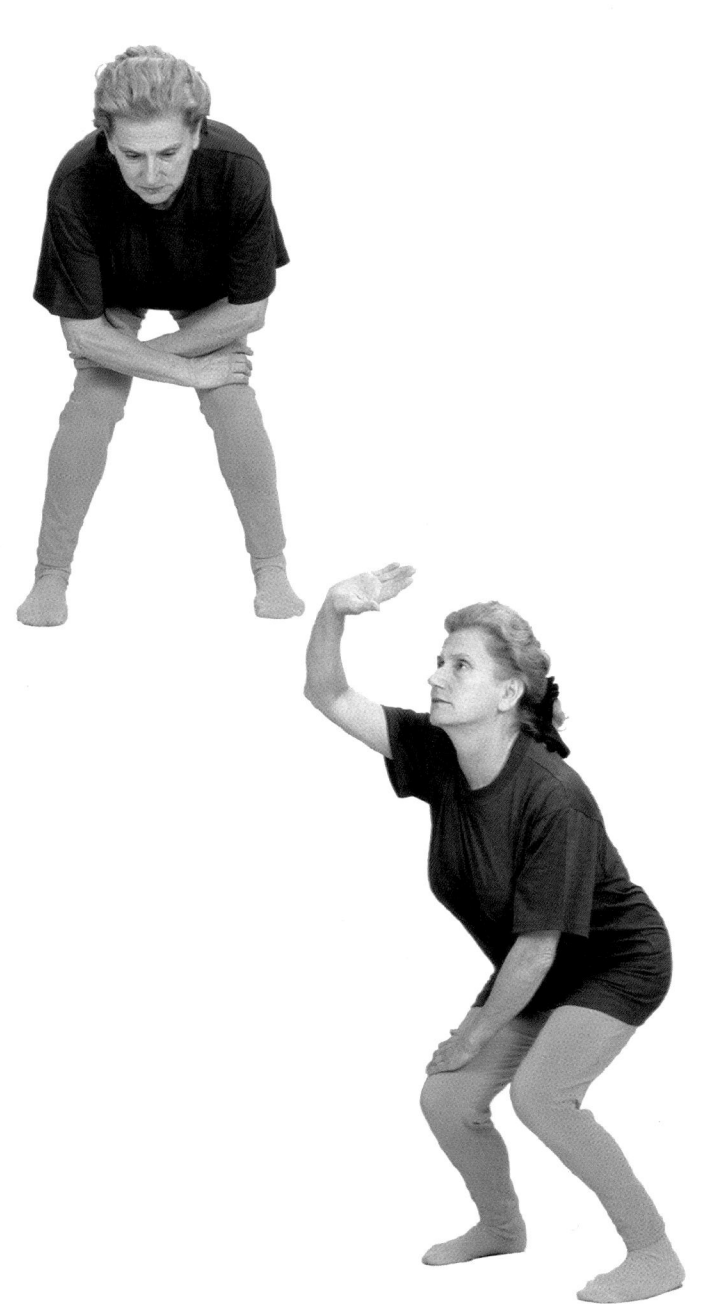

Xiong qian bao xi
Die Knie vor die Brust drücken

第五節 胸前抱膝

1 Geschlossene Grundstellung, rechtes Bein einen Schritt vor. Körpergewicht auf das rechte Bein. Linkes Bein ist gestreckt. Gleichzeitig beide Arme gestreckt über den Kopf heben Handflächen zeigen zu Boden Brust vorwölben – einatmen
2 Arme seitlich herabführen, das linke Knie umfassen und zur Brust ziehen – ausatmen
3 Knie loslassen, Arme vorne hochziehen – einatmen
4 Arme seitlich im Bogen nach unten führen, linkes Bein wieder beistellen – ausatmen

Wiederholung: Übung seitenverkehrt viermal wiederholen.

Beachten: Bei der Übung Körpergewicht fest auf das vordere Bein verlagern. Das Knie feste zur Brust drücken.

Wirksam: bei Schmerzen in Hüft- und Kniegelenken (Bronchitis).

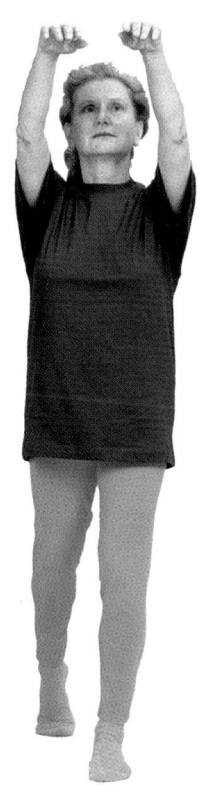

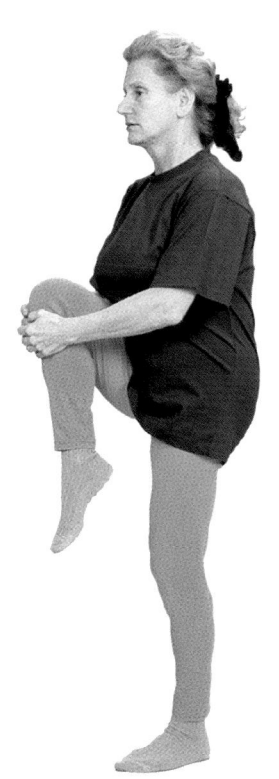

Xiong guan man bu
Mutig und flott vor dem Tore spazierengehen

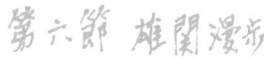

1 Geschlossenen Grundstellung: die Hände auf die Hüften stützen. Der Daumen schaut nach rückwärts – ausatmen.
2 Rechter Fuß einen Schritt vor, Gewicht auf rechten Fuß – einatmen.
3 Gewicht auf linkes Bein zurückverlagern, rechte Ferse steht auf dem Boden – ausatmen
4 Rechten Fuß fest aufstellen, Körpergewicht auf rechtes Bein. Linker Fuß einen Schritt vor, Gewicht auf linkes Bein, rechte Ferse anheben – einatmen
5 Rechte Ferse senken, Gewicht auf rechtes Bein, linker Fuß steht nur auf der Ferse – ausatmen
6 Gewicht auf linkes Bein, rechte Ferse heben – einatmen
7 Körpergewicht auf rechtes Bein, rechtes Knie gebeugt. Linke Ferse auf dem Boden – ausatmen
8 Rechtes Bein gestreckt, linker Fuß einen Schritt zurücksetzen, linkes Knie ein wenig beugen Gewicht auf linkes Bein – einatmen
9 Rechtes Bein beistellen (Grundstellung zurück).

Wiederholung: viermal pro Bein

Beachten Sie bitte: Beim Verlagern des Körpergewichtes ist auf leeres und volles Bein zu achten. Oberkörper senkrecht halten. Kreuz und Nacken sind dabei locker.

Wirksam: bei Bewegungseinschränkung der Gelenke, Erkrankungen der unteren Extremitäten, bei Schwäche in den Beinen.

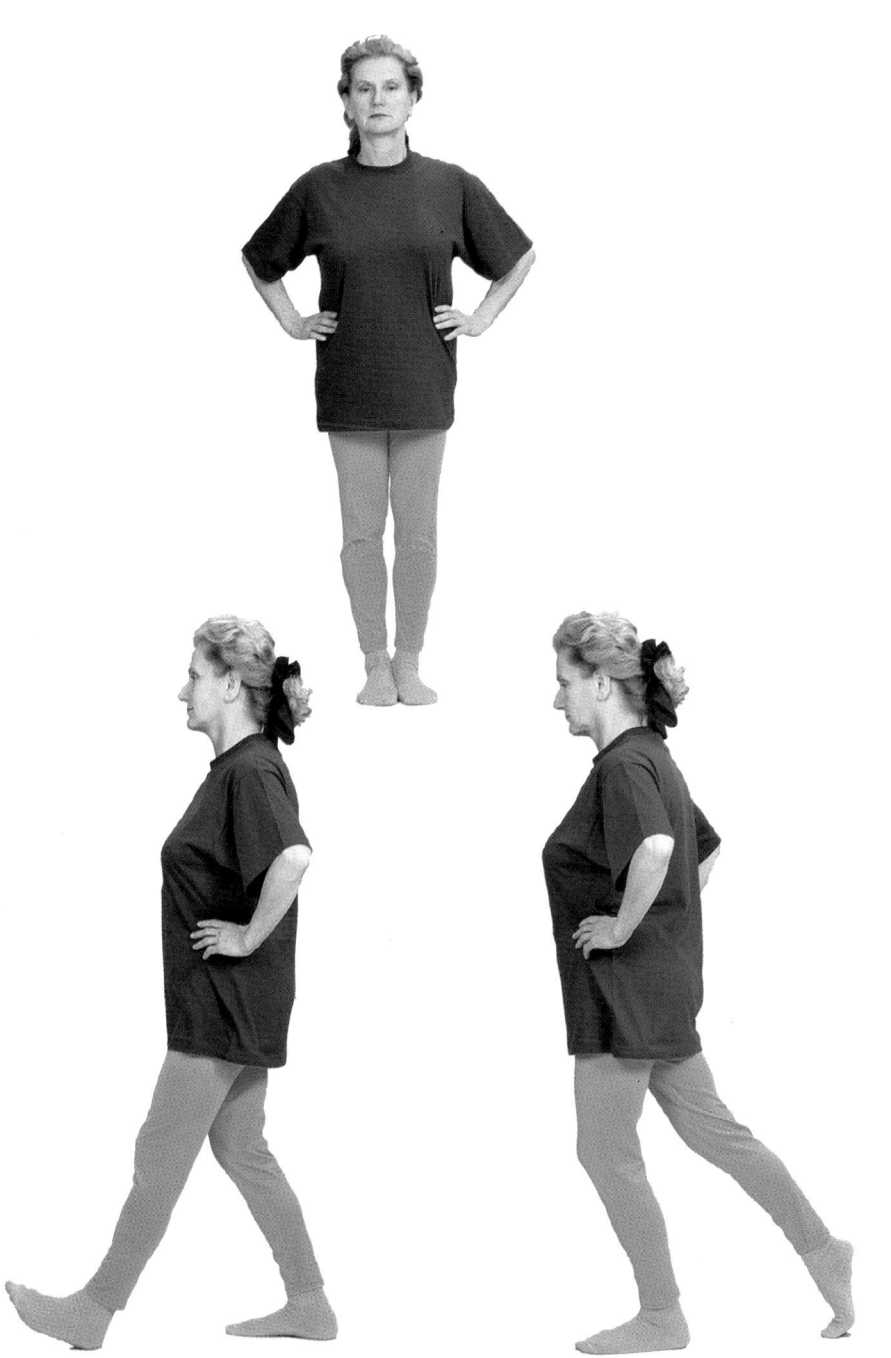

Es kostet nichts,
doch bringt es viel.
Es bereichert den Empfänger,
ohne den Geber ärmer zu machen.
Es ist kurz wie Wetterleuchten,
doch die Erinnerung daran währt oft lange Zeit.
Keiner ist so reich, daß er darauf verzichten könnte.
Es bedeutet für den Müden Erholung,
für den Mutlosen Ermutigung
und für den Traurigen Aufheiterung.
Es hat dann erst seinen Wert, wenn es
verschenkt wird.
Ein Lächeln.

Einige Menschen sind zu müde, um noch lächeln zu können.
Schenke diesen Dein Lächeln, denn niemand braucht es so sehr,
wie der der keines mehr verschenken kann.

Die große Übung der Form

Methode des Hebens und Senkens, bei der man bis zum Himmel durchdringt und bis zur Erde reicht

Langsam die Arme vor dem Körper heben, Handflächen zeigen zum Boden. Es ist als ob man einen leichten Luftballon hochhebt, dabei ist das Gewicht am Vorderfuß. Bis in Kopfhöhe die Arme anheben, anschließend das Gewicht nach hinten verlagern und langsam die Hände sinken lassen, Schultern entspannen, Ellenbogen hängen lassen.

Es hebt sich bis zum Zentrum des Himmels und senkt sich bis zur Wurzel der Erde.

Das Öffnen und Schließen des Polarsternes

Hände liegen wie eine Schale vor Dantian (Männer linke Hand oberhalb Frauen die rechte) das Taiji halten.

Die Hände auseinanderziehen, als ob die Handrücken etwas nach außen drücken. Die Arme strecken sich, dadurch wird geöffnet, (wenn die Hände zum Boden gerichtet sind hebt man das Qi aus der Erde).

In Schulterhöhe die Hände aufstellen, so daß die Fingerspitzen nach oben gerichtet sind, die Handflächen nach links und rechts außen.

Anschließend die Ellbogen beugen, sich etwas in die Luft setzen, leicht die Knie beugen Hände leicht zum Körper heranziehen. Wieder die Hände nach außen drücken, zuerst mit den Handwurzeln dann mit Daumen und Zeigefinger.

Die Hände nach vorne bringen (als ob wir einen Baum umarmten) Handflächen sind nach vorne gerichtet.

Wenn sich die Hände vor der Brust begegnen, werden anschließend die Handflächen nach unten gerichten und nach unten geführt.

Kreis, der zu den großen Wundern führt

Wir öffnen in Hüfthöhe die Handflächen, richten sie mehr nach oben und heben sie, (als ob man mit den Händen schöpfen würde) zum Himmel,

vor der Stirne die Hände zusammenführen, aber nicht berühren. Anschließend die Handflächen nach unten drehen und sinken lassen, die Knie leicht dabei beugen, Gewicht auf die Fersen. Wenn die Hände an der Brust vorbei sind, etwas nach unten drücken und sich wieder aufrichten.

Grundstellung: Hände auf Dantian.

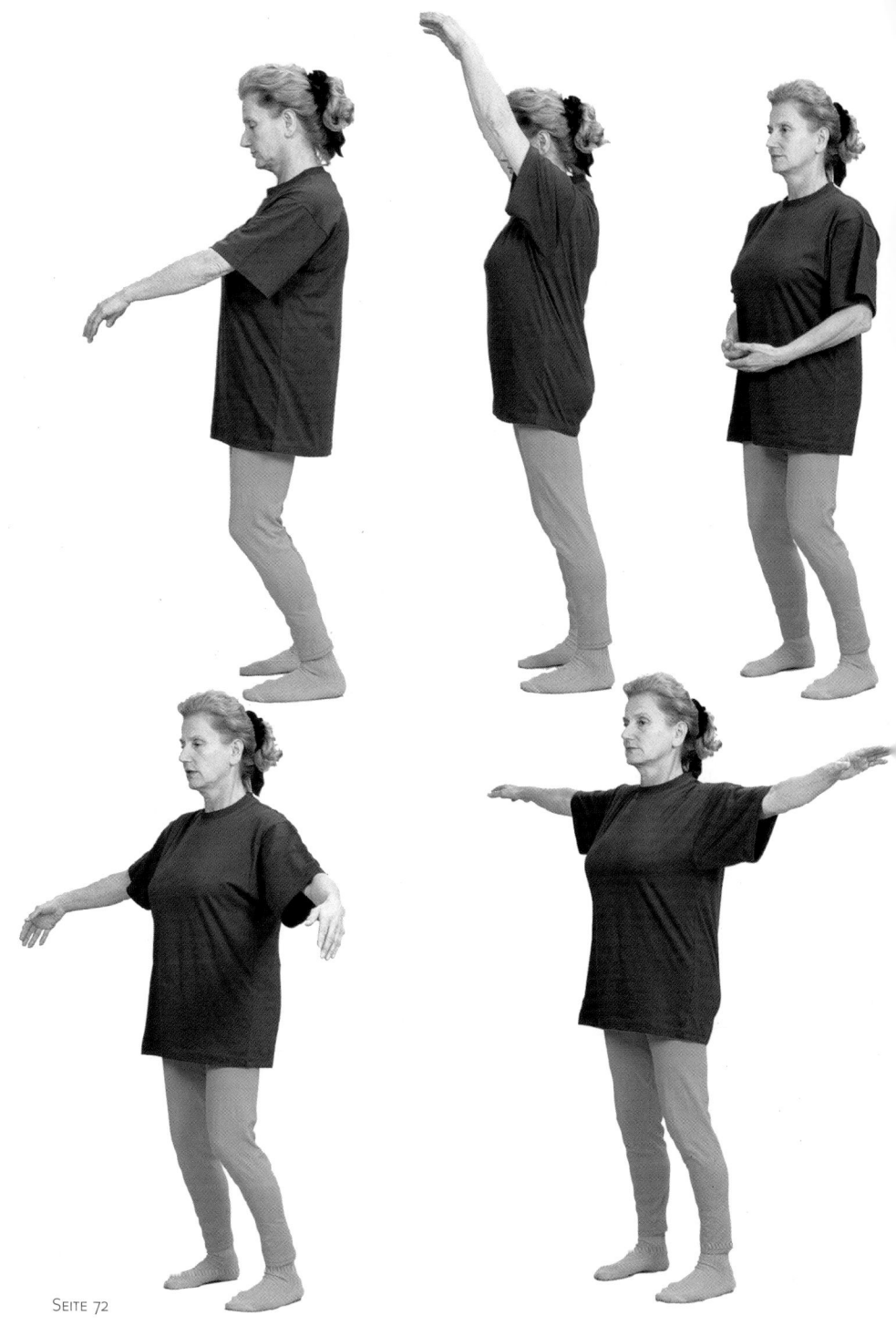

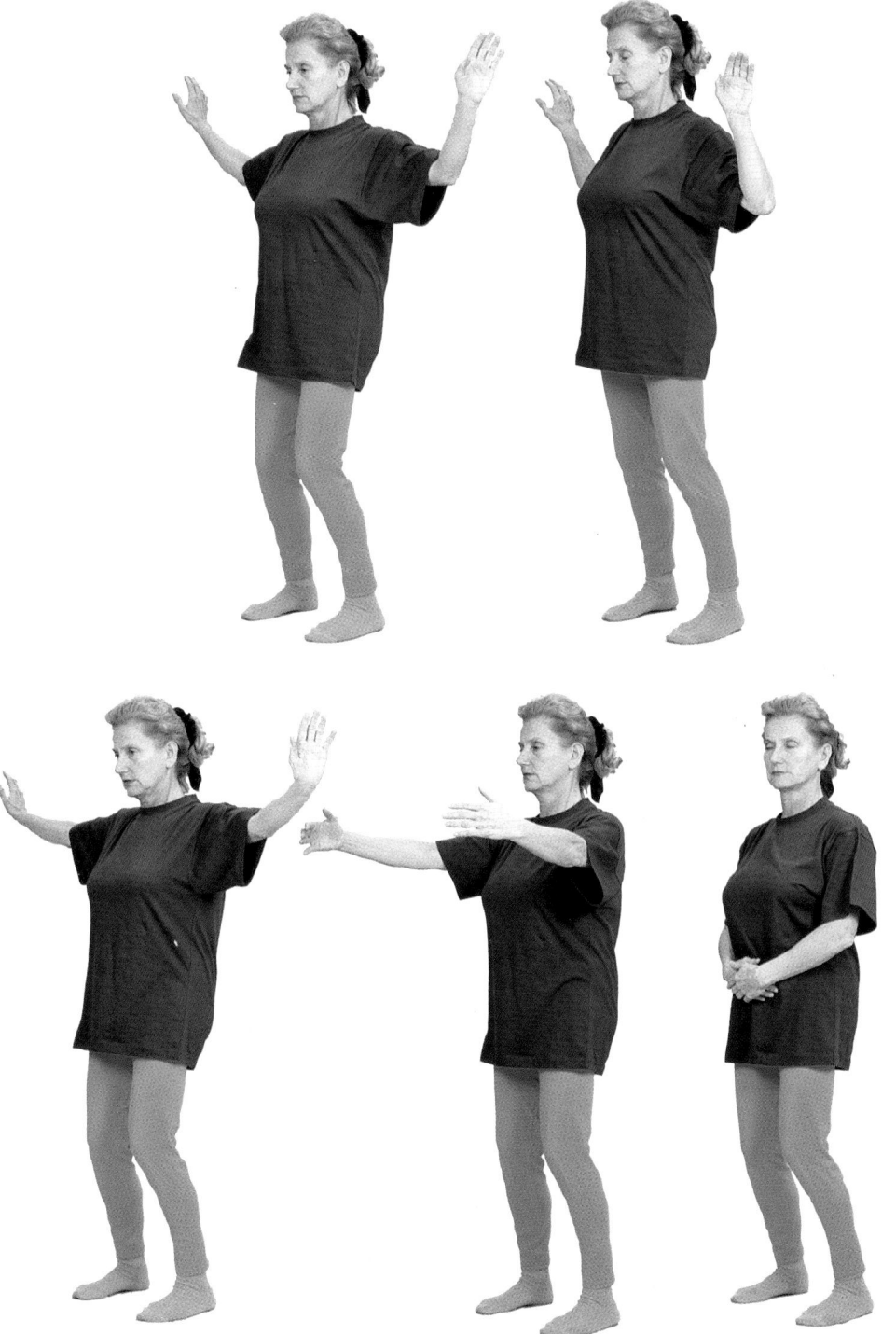

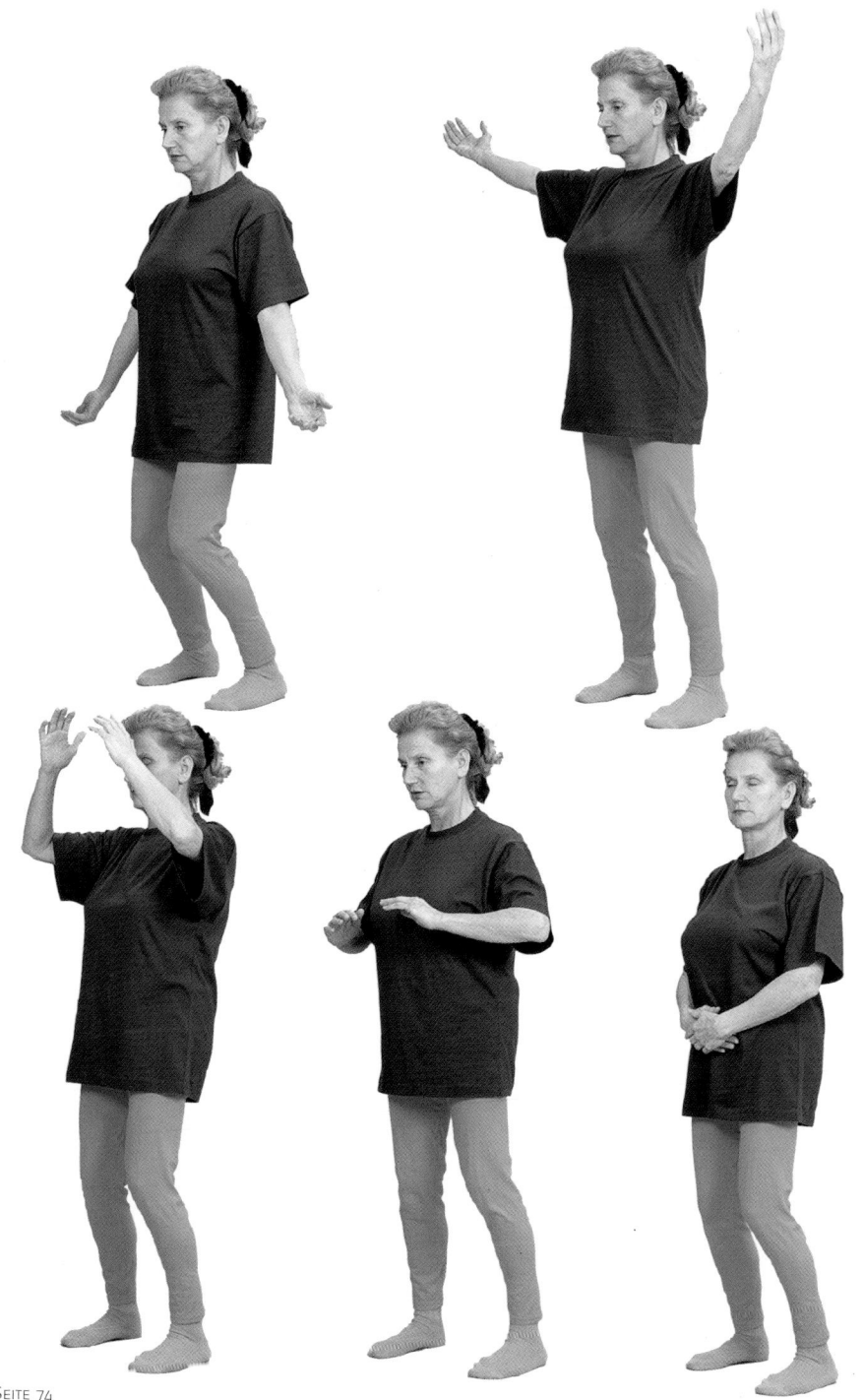

Übung Ursprung des Lichts – Taiyiyuanminggong

太乙元明功八式

Diese Übung ist eine Standardübung und wird bei allen meinen Kursen als erste Übung unterrichtet. Mittlerweile sind es über tausend Schüler, die diese Übung gelernt haben, und vielen ist sie genauso lieb geworden wie für mich. Deshalb üben wir „Ursprung des Lichts" fleißig.

Das Taiyiyuanminggong ist eine der traditionellen chinesischen Qigong-Arten. Die Übung fußt auf daoistischen und buddhistischen Prinzipien. Vor allem geht es darum das Qi der Natur, aus Himmel und Erde, der Sonne und des Mondes sowie des ganzen Universum aufzunehmen, um das ursprüngliche Qi des Menschen wieder aufzufüllen.

Die Übung bringt Yin und Yang ins Gleichgewicht, sie verbessert die Zirkulation von Qi und Blut und macht die Meridiane durchlässig. So kann dem Kranken geholfen werden, und der Gesunde wird noch stärker. Die Übung besteht aus acht Teilen und zeichnet sich durch ihre Einfachheit und leichte Erlernbarkeit aus. Bei dieser Übung kann man rasch das Qi spüren.

Laut meinem Lehrer, Prof. Cong Yong Chun, kann man Ursprung des Lichts zu jeder Tages- und Nachtzeit üben. Die beste Zeit ist natürlich der frühe Morgen. In frischer Luft wäre es am besten zu üben.

Grundstellung: Beine sind geschlossen. Hände hängen locker seitlich an den Oberschenkeln. Die Fersen etwas nach außen drücken, so sind die Knie außen leicht gebeugt und innen gestreckt. Die Gesäßmuskulatur zieht ein wenig nach unten. (Anus zieht nach oben). Die Wirbelsäule ragt natürlich gerade empor. Die Schultern sind locker, als ob kleine Bälle unter den Achseln wären.
Sich selber liebevoll zulächeln. Die Nase schaut etwas zum Nabel, schauen und doch auf nichts schauen, tief, langsam und natürlich atmen. In Gedanken die Punkte verbinden: beide Jianjing (links und rechts auf der höchsten Stelle der Schultern) mit beiden Yong Quan (auf der Fußsohle NI 1). Baihui, dem höchsten Punkt am Kopf, einerseits mit dem Kreuzbein, anderseits mit dem Huiyin auf dem Perineum (Damm), dann das Qi in das Dantian, drei bis vier Finger unterhalb des Nabels sinken lassen.

Dantian Jie Yin

丹田結印 Die Hände liegen auf Dantian (Männer die linke, Frauen die rechte zuerst). Nun liegen die Hände wie Schalen vor Dantian. Die Handflächen werden zum Himmel gewendet (die Siegel zusammen führen). Die Daumen berühren sich und berühren sich doch nicht.

Tuozhu Zihua

托珠自化 Die Perle des Dantian herausheben, Hände wie Gummischnüre auseinander ziehen, schulterbreit. Die Perlen des Dantian bewegen.

Lingzhi Xianrui

灵芝呈瑞 Das schimmernde Ganoderma verheißt Glück. In einem Halbkreis die Hände vor dem Körper bis zur Brustmitte heben. Anschließend den Energieball unters Wasser drücken. Die Hände zu Dantian führen, anschließend seitlich neben dem Körper.

Jing Gang Shuo Zhi

金刚塑质 Stehen wie ein Krieger Buddhas (Fingerspitzen zeigen nach vor, mit Baihui den Himmel durchstoßen). Anschließend Hände locker nach außen drehen.

Taiyi Fenshen

太乙分身 Das große Eine teilen (schweres Gewicht aus der Erde ziehen, Yin-Energie), Hände seitlich langsam hochziehen. Handflächen sind zum Boden gerichtet. In Schulterhöhe die Finger strecken und bewußt Finger für Finger nach oben drehen, so daß die Handflächen zum Himmel schauen.

Zhangtuo Riyue

掌托日月 Sonne und Mond in den Händen halten (Schultern locker).

Yinyang Huahe

阴阳合化 Yin und Yang zusammenführen und vereinen. Den Qi-Ball vor dem Gesicht zusammendrücken. Anschließend die Hände nach unten führen.

Hekou Dantian

合扣丹庭 Die Hände liegen auf Dantian.
Es folgt die Abschlußübung.

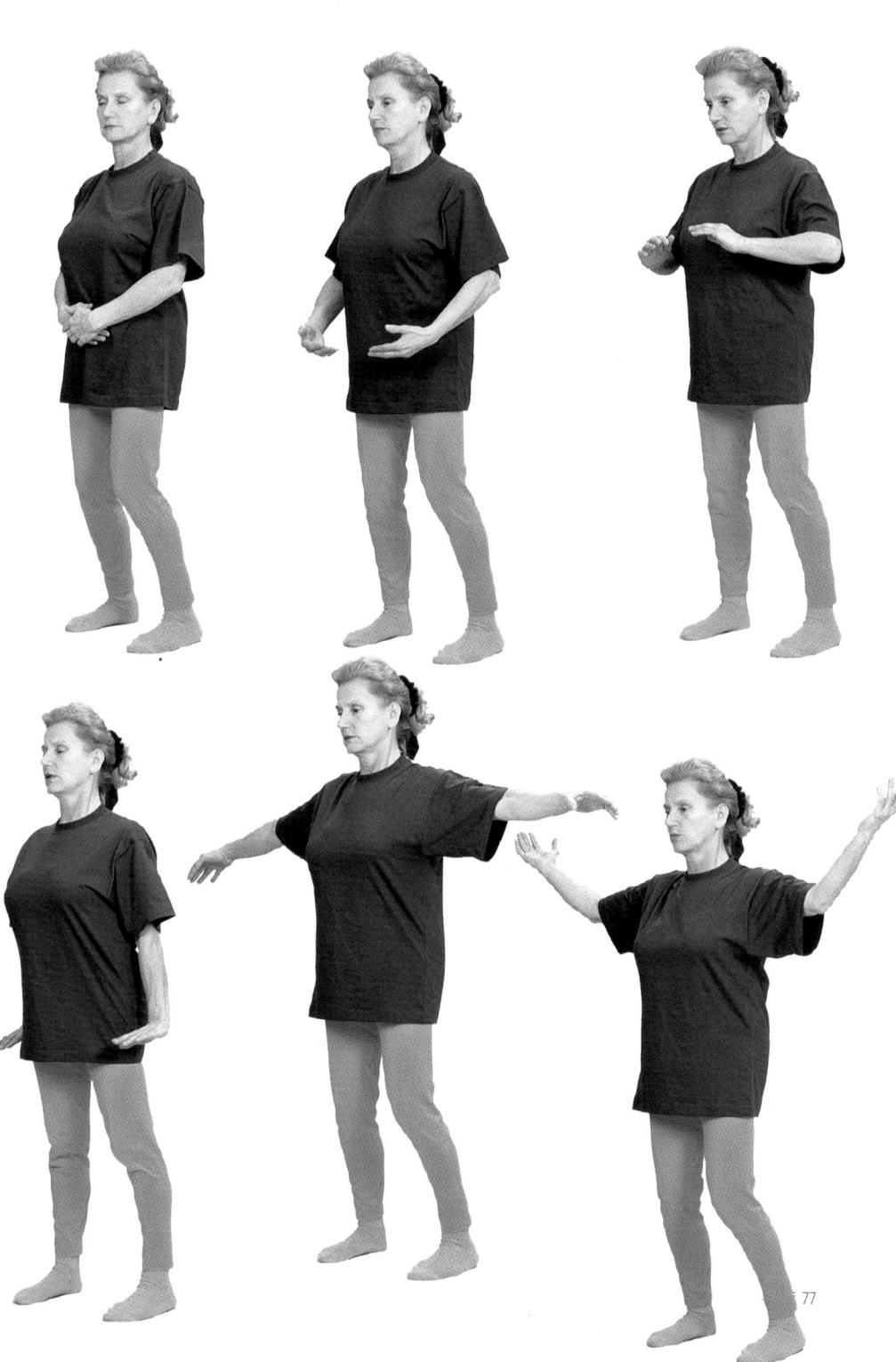

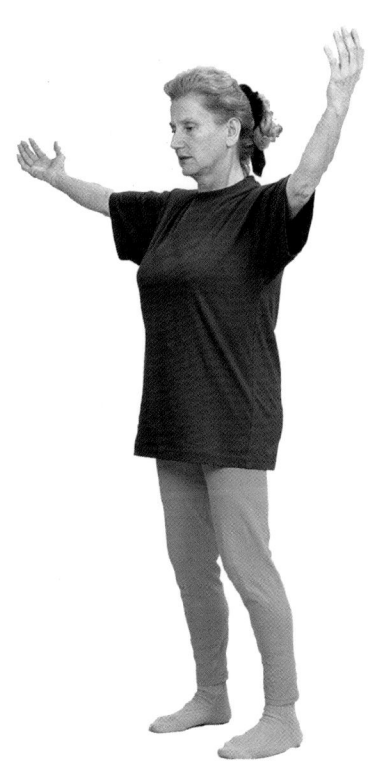

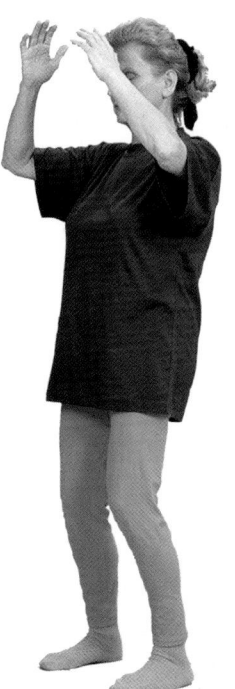

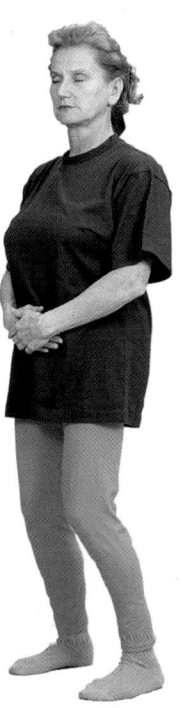

„Glück ist gar nicht mal so selten,
Glück wird überall beschert,
vieles kann als Glück uns gelten,
was das Leben uns lehrt.

Glück ist jeder neue Morgen,
Glück ist bunte Blumenpracht,
Glück sind Tage ohne Sorgen,
Glück ist, wenn man fröhlich lacht.

Glück ist Regen, wenn es heiß ist,
Glück ist Sonne nach dem Guß,
Glück ist, wenn ein Kind ein Eis ißt,
Glück ist auch ein lieber Gruß.

Glück ist Wärme, wenn es kalt ist,
Glück ist weißer Meeresstrand,
Glück ist Ruhe, die im Wald ist,
Glück ist eines Freundes Hand.

Glück ist eine stille Stunde,
Glück ist auch ein gutes Buch,
Glück ist Spaß in froher Runde,
Glück ist freundlicher Besuch.

Glück ist niemals ortsgebunden,
Glück kennt keine Jahreszeit,
Glück hat immer der gefunden,
der sich seines Lebens freut."

Clemens Brentano

Qigong Gehen
Nierenstärkendes Gehen Xi Xi Hu

Diese Übung dient dazu, das „Qi des frühen Himmels" zu stärken. Xi Xi Hu wird hauptsächlich eingesetzt bei chronischen Krankheiten oder konstitutioneller Schwäche.

Grundstellung: Füße parallel, schulterbreit, ruhig und entspannt stehen, Schritt rund, Hüften und Kreuz entspannen Ellbogen fliegen lassen, Achseln freihalten, Brust hinein bewegen, Rücken auseinander ziehen, Kopf ist in der Vorstellung verbunden mit einer Schnur von Scheitelpunkt zum Himmel, natürlich atmen, Knie leicht beugen, etwas in die Luft setzen. Finger, Gelenke, Ellbogen leicht bewegen. Einatmen, das Gewicht etwas nach vor verlegen, Kinn anziehen. Den kleinen himmlischen Kreislauf bilden. Unter „kleinen himmlischen Kreislauf" verstehen wir im Qigong den Energiefluß vom Mund abwärts zu „Dantian" (Unterbauch), weiter über „Huiyin" (Punkt am Damm), zum „Mingmen" (Punkt gegenüber dem Nabel), zu „Dazhui" über „Baihui" (Scheitelpunkt) in der Vorstellung.

Vorübung

Dantian San Xu Xi (3x)

Bewegung nach unten, Hände liegen auf Dantian, durch den Mund ausatmen dabei leicht in die Knie gehen, Gewicht nach vor, Oberkörper bleibt aufrecht. Durch die Nase einatmen; Oberkörper (beugen) geht nach vor, Knie durch strecken, dann nicht atmen und Oberkörper aufrichten.

Dantian San Kai He öffnen schließen (3x)

Die Hände in Dantian-Höhe (vor dem Unterbauch) zur Seite führen, schulterbreit – ausatmen dabei leicht in die Knie gehen. Handinnenfläche schauen leicht nach außen und zum Boden.

Hände wieder zueinander führen, dabei schauen die Handflächen zueinander, einatmen durch die Nase, Körper richtet sich wieder auf, anschließend Hände nach unten drehen. Nach dem letzten mal Hände auf Dantian legen.

Gehen an Ort und Stelle (9x)

Gewicht auf das linke Bein, rechten Fuß nach vor, kleinen Schritt nach vor, zuerst mit der Fußspitze aufsteigen, Fuß abrollen zum Ballen und Ferse; Hände

sind gegengleich.
Beginnen mit dem Gehen an Ort und Stelle (Ferse – Ballen bzw. Atmung Ein –
Ein – Aus – Pause (9x) am gleichen Fuß.

Dantian San Kai He (3x) siehe oben
Gehen an Ort und Stelle. Dieses mal mit dem anderen Bein, zuerst mit der Fußspitze aufsteigen, Fuß abrollen zu Ballen und Ferse. neunmal

Dantian San Kai He (3x) siehe oben

Beginnen mit dem Nieren stärkenden Gehen
schulterbreit, wie auf Schienen (auch beim Schritt nach vorne) gehen – kleine
Schritte machen betont auf die Ferseninnenseite aufsteigen und bis zum Groß-
zehen abrollen. Zehenspitzen leicht nach innen drehen bei jedem Schritt immer
leicht ins Knie gehen bzw. leicht strecken (Auf-Ab-Bewegung) beim Wechsel auf
den anderen Fuß leicht sinken im Körper.
Die Hüften locker in die Richtung hin und her drehen, wo der
nächste Fuß aufgesetzt wird.
Der Oberkörper inklusive Schulter ist komplett passiv, die
Drehbewegung muß aus der Hüfte kommen. Handinnen-
fläche zueinander richten und vor dem Körper gegengleich
bewegen (wie Achterschleifen).
Rund locker und leicht („wie eine Katze"), gehen.
Atmung durch die Nase einatmen und ausatmen.
Rechte Ferse: Ein – Rechter Ballen Ein – linke Ferse
Aus – linker Ballen – Pause. Bei chronischen Erkran-
kungen mit den linken Fuß beginnen.
Achtung: siehe auch „gehen an Ort und Stelle" mindestens 20
Minuten

am Ende Dantian San Kai He (3x) siehe oben
Dantian San Xu Xi (3x)

Tong Tian Guan Di
Himmel und Erde erreichen

„Identifizierung mit Himmel und Erde"
Die folgenden Qigong Übungen in 5 Teilen haben zum Ziel, Krankheiten zu ver-
hindern, indem sie einen ungestörten Qi-Fluß zwischen den oberen und unteren
Teilen des Menschen fördern, welche Yang (Himmel) und Yin (Erde) entsprechen.

Öffne die Meridiane
Dieser Abschnitt beruht auf einer Übung in dem klassischen Yijinjing „Locke-
rungsübungen (geschmeidig machen) der Sehnen", beginnend mit den drei Yin
und Yang Meridianen an der Hand und am Fuß, für eine bessere Zirkulation von
Qi und Blut.

Bringe das Universum in Bewegung
Dieser Abschnitt basiert auf einer vor mehr als tausend Jahren geschriebenen
Übung in der „Allgemeinen Behandlung der Ursachen und Symptome von
Krankheiten". Heutzutage sind wir sehr kopflastig. Durch unsere schnellebige
Zeit sind unsere „sieben Emotionen" (Ekstase, Zorn, Melancholie, Angst, Kum-
mer, Furcht und Schrecken) viel stärker als in früheren Zeiten, hervorgerufen aus
einem Übermaß an Qi im oberen Teil des Körpers und einem Mangel im unte-
ren Teil.
Die Übungen helfen das Gleichgewicht zwischen Yin und Yang herzustellen, um
die Voraussetzung für eine gute Gesundheit zu erreichen.

Fülle die Elixierfelder (Dantian) mit Qi
Gemäß der „Klassischen Literatur des Gelben Hofes", vor mehr als tausend Jahren geschrieben, hat ein Mensch drei „Elixierfelder" (Dantian), diese fungieren
wie Tankstellen für den Mechanismus des Qi, welches durch die vorangegangenen Übungen zu zirkulieren begonnen hat.

Kultiviere Qi in einer „Dreifuß" stehenden Position
Dieser Abschnitt basiert auf „Konzentriere Qi in der Meditation" in der klassischen Lektüre: „Lehre der Lebenskraft". Diese Übung weist Ähnlichkeit mit stehenden Übungen auf, jedoch mit der Absicht, Herzfeuer in das untere Elixierfeld
zu leiten, um den krankhaften Zustand zu verbessern, der durch ein Übermaß an

Qi im oberen Teil des Körpers und einem Mangel im unteren Teil verursacht wurde.

Kehre zur Natur zurück und bewahre das ursprüngliche Qi

Jedem Menschen wird bei der Geburt eine Portion ursprüngliche Qi mitgegeben. Dieses soll nicht verschwendet, sondern gut bewahrt und gestärkt werden, damit es zur Natur zurückkehrt und ein ganzes Leben ausreicht.

Dieser Abschnitt basiert auf „Buddhistischen Lehren in ewiger Bewegung", das bedeutet, daß das gesamte Universum einem endlosen Wandel unterworfen ist. Die ursprünglich liegende Position wurde in eine stehende umgeändert, weil es ein wirksamer Abschluß für die ganze Übungsreihe ist.

Anfangsübung

Grundstellung: Stehe aufrecht, Füße schulterbreit, Arme hängen natürlich auf der Seite, Kopf wird aufrecht gehalten, als ob er mit einer unsichtbaren Schnur am Akupunkturpunkt Baihui auf der Kopfspitze vom Himmel hängen würde. Das Kinn leicht angezogen, die Augen halb geschlossen und die Zungenspitze berührt den Vordergaumen. Ruhig und regelmäßig atmen.

Öffnen der Meridiane und der Kollaterale

1 Die Finger zeigen nach vorne, mit einer Rückbeugung der Handgelenke, Zehenstand, die Finger werden gespreizt und nach außen mit einer Außendrehung geführt (wie Strahlen).

2 Die Finger mit einer Innendrehung der Handgelenke in die ursprüngliche Position zurück bringen, die Fersen dabei wieder niederstellen. Diese Übung neunmal durchführen.

Bringe das Universum in Bewegung

1 Die Arme bis über den Kopf heben, als ob sie einen Ball halten würden, um Qi zu Baihui zu führen, während die Aufmerksamkeit den sich bewegenden Handflächen folgt. Die Hände vor dem Körper hinunter zu den Fuß Risten bringen, wo sie eine kurze Zeit ruhen, um so das Qi zu Yongquan (Ni1) zuleiten. Die Hände rückwärts zu den Fersen bringen an der Rückseite der Beine hoch, und über die Hüften zur Taille führen, wo die Handflächen entlang des Gürtelmeridians streichen, bevor sie in die ursprüngliche Position auf der Seite zurückkehren.

2 Die Arme bis über den Kopf heben, als ob sie einen Ball halten würden, um

Qi zu Baihui zu führen, während die Aufmerksamkeit den sich bewegenden Handflächen folgt. Die Hände über den Kopf zum Nacken, zu den Schultern, zur Brust, zum unteren Rücken bringen, dann entlang der Wirbelsäule an der Rückseite der Beine hinunter zu den Fersen und vorwärts zum Vorderfuß führen, wo sie eine kleine Weile rasten, um Qi zu Yongquan zu leiten. Die Bewegung über die Vorderseite der Beine fortsetzen bis zum Bauch, dann kehren die Hände in die ursprüngliche Position an der Seite zurück.

3 Die Bewegungen wiederholen. Nun werden die Hände entlang den Hüften, dann nach außen entlang an den (Seitennaht) Beinen hinunter zum Rist gebracht, wo sie eine kurze Weile pausieren, um so Qi zu Yongquan zu leiten. Die Bewegung an der Innenseite der Beine bis zum Bauch fortsetzen, wo sich die Handflächen ausbreiten, ehe sie zur ursprünglichen Position an der Seite zurückkehren.

Fülle das Elixierfeld

1 Die Hände etwas seitlich zurück geben, die Handflächen schauen nach hinten, Schöpfbewegung die Arme heben und nach oben bringen, die Handflächen sind nach oben gerichtet, so daß wir das himmlische Qi sammeln. Mit den Mittelfinger das Qi in die Nasenwurzel hinein drücken, eine kurze Zeit verweilen, bevor sie in die seitliche Ausgangsposition zurückkehren. Das dient dazu, um das Qi in das obere Elixierfeld (Dantian) zu bringen.

2 Die Hände etwas seitlich zurück geben, die Handflächen schauen nach hinten, Schöpfbewegung die Arme heben, als ob wir das Qi der ganzen Umgebung umarmen (sammeln) würden, mit den Mittelfinger auf Shanzong (Ren. 17 Brustmitte) drücken, wo sie eine kurze Zeit verweilen, bevor die Hände vor dem Körper und in die seitliche Ausgangsposition zurückkehren. Dadurch wird Qi in das mittlere Elixierfeld (Dantian) gedrückt.

3 Die Handflächen nach hinten und die Arme heben, als ob wir das Qi der Erde umarmen würden dabei sind die Handfläche zum Boden gerichtet. Anschließend beide Hände (linke Hand unter die rechte Hand für Frauen und umgekehrt für Männer) auf den Unterbauch legen, bevor sie ohne zu drücken in die Ausgangslage zurückkehren. Dadurch wird Qi in das untere Elixierfeld (Dantian) gebracht.

Kultiviere Qi in einer Dreifuß stehenden Position

Breite Grundstellung, die Knie leicht gebeugt. In der Vorstellung als würden wir auf drei Füßen stehen (in die Wolken sitzen). Die Hände halten einen Ball vor Dantian (Vorstellung). Die Zunge auf den Gaumen und die Aufmerksamkeit ist auf das unteren Elixierfeld gerichtet, aber ohne Überanstrengung der Willenskraft. Die Dauer der Konzentration kann von Personen zu Personen variieren und sollte Schritt für Schritt anwachsen.

Kehr' zur Natur zurück

Grundstellung, die Hände auf Dantian (Ren.8) rechts über links für Männer und genau entgegengesetzt für Frauen. Die Aufmerksamkeit auf Dantian richten. Nun wird der Bauch im Uhrzeigersinn wie einer Spirale mit neun Ringen, welche größer werden massiert. Anschließend das Gleiche in einer Spirale gegen den Uhrzeigersinn bis die Hände zum Nabel zurückkehren.

Regelmäßiges Üben verbessert die Gesundheit in vier Stufen: Regelung der Form, Kontrolle des Willens, bessere Zirkulation von Qi und Sublimierung des gesamten Wesens.

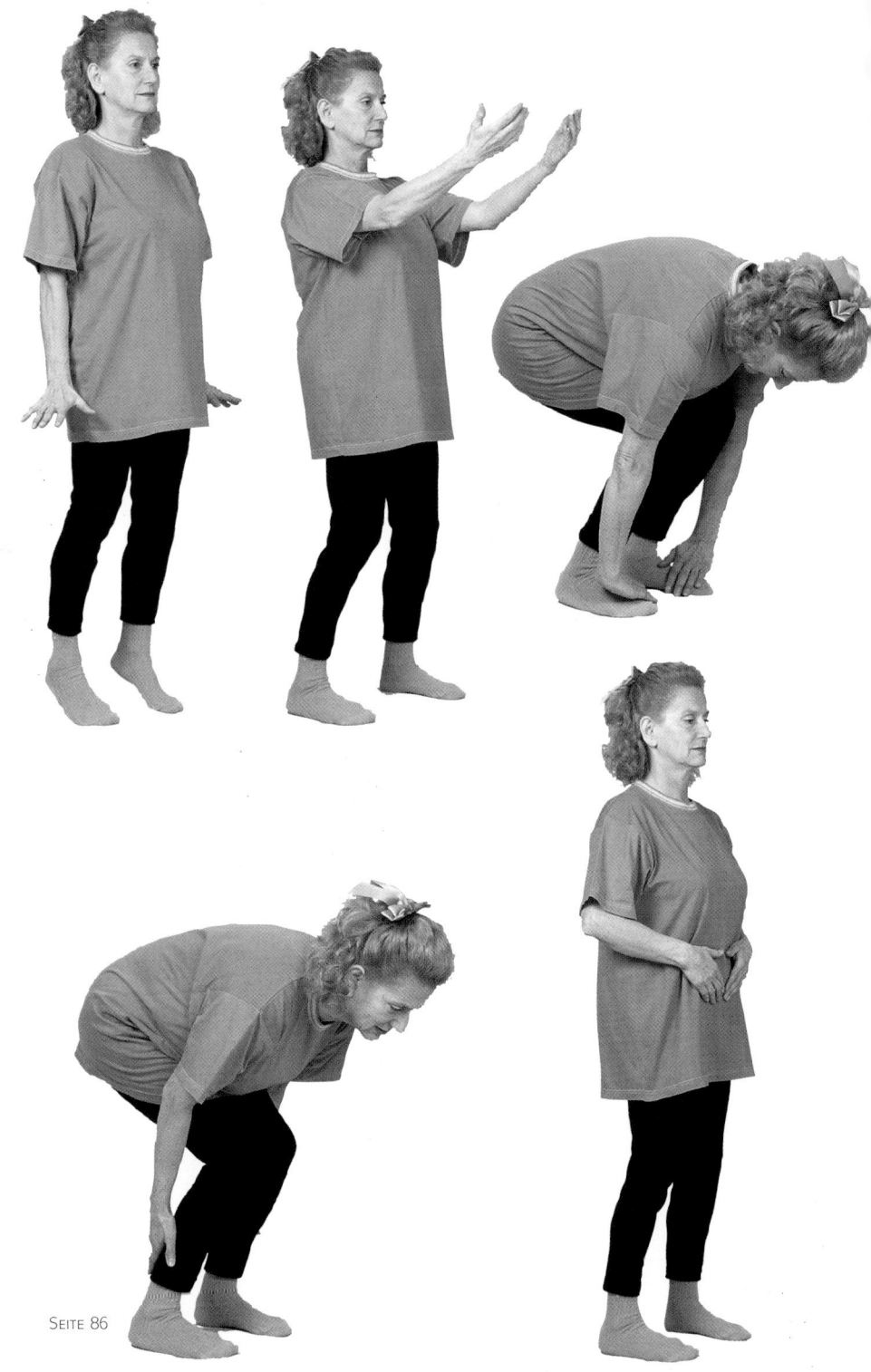

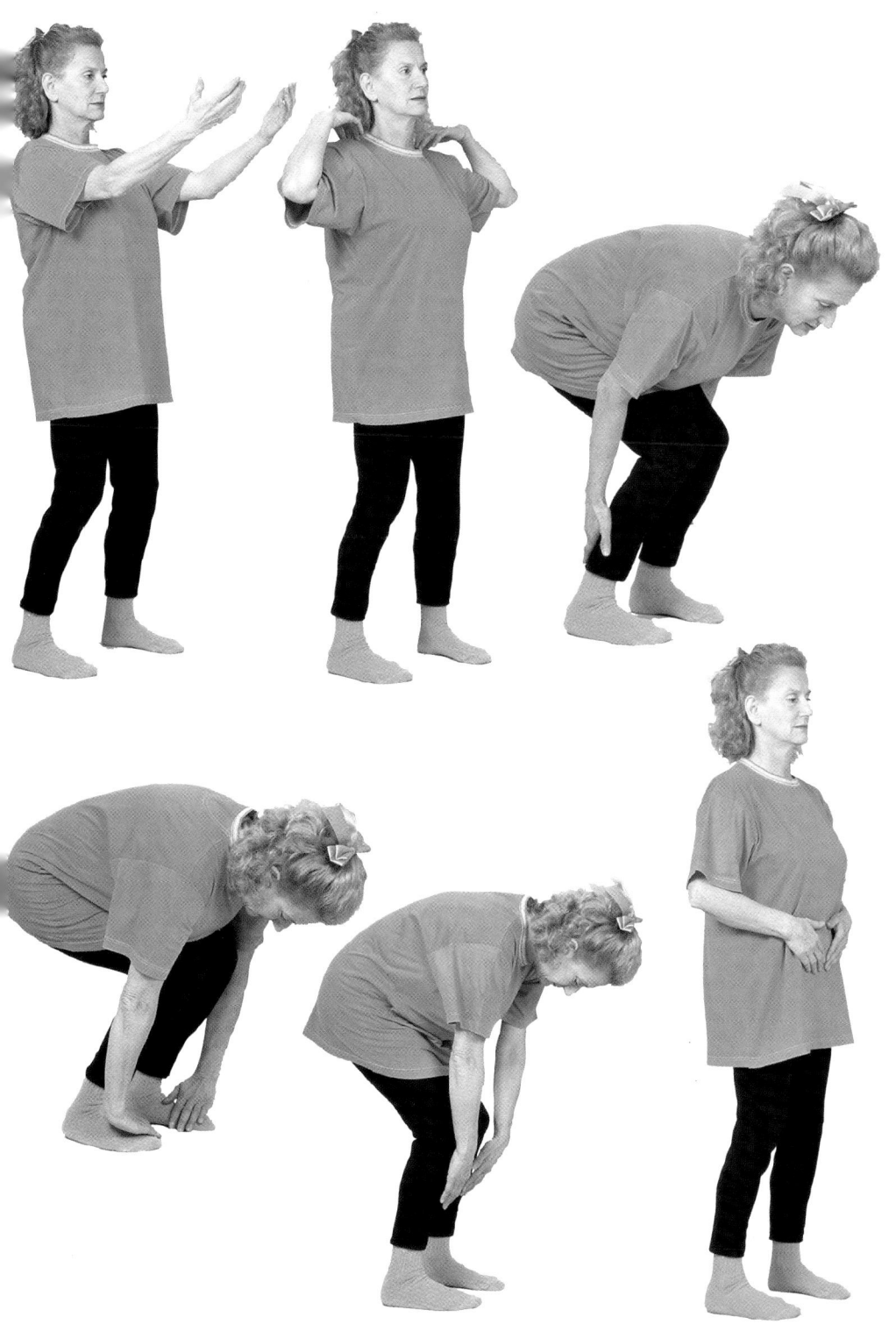

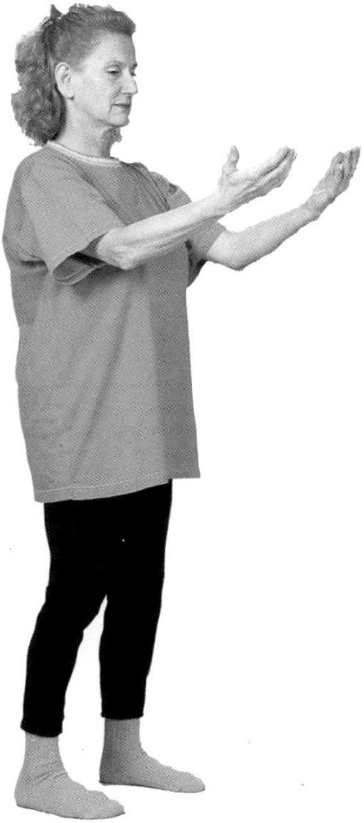

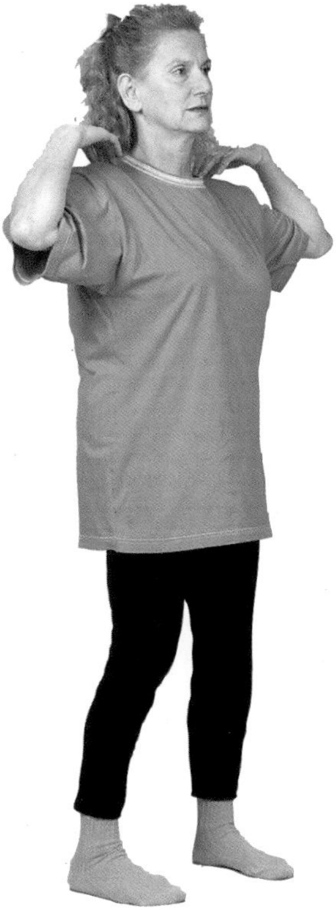

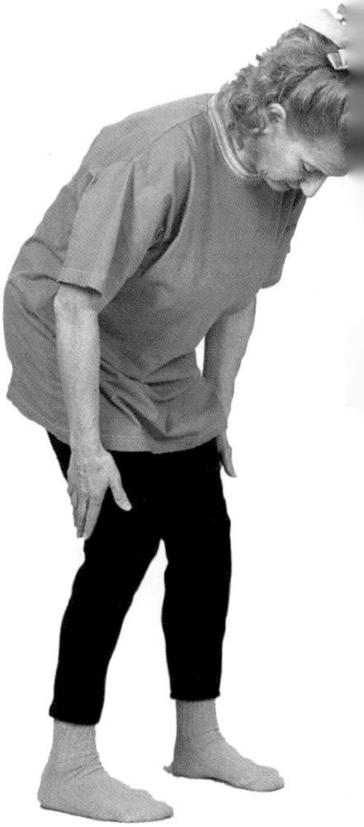

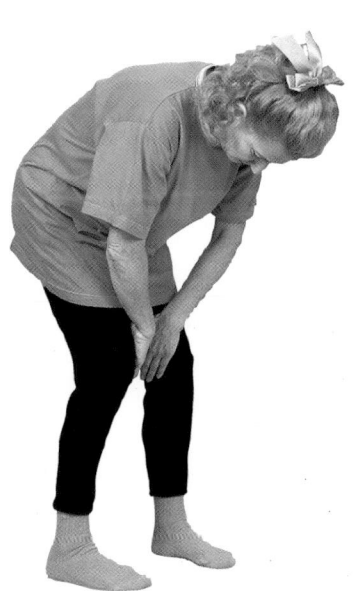

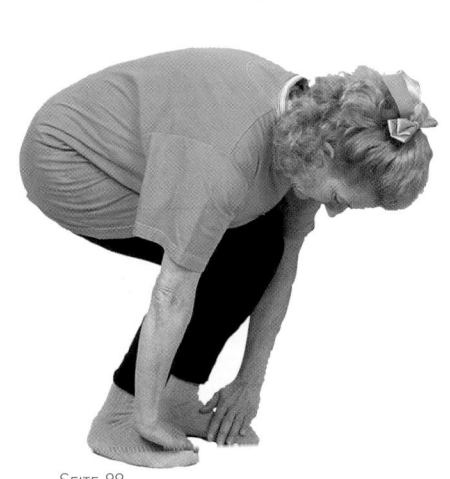

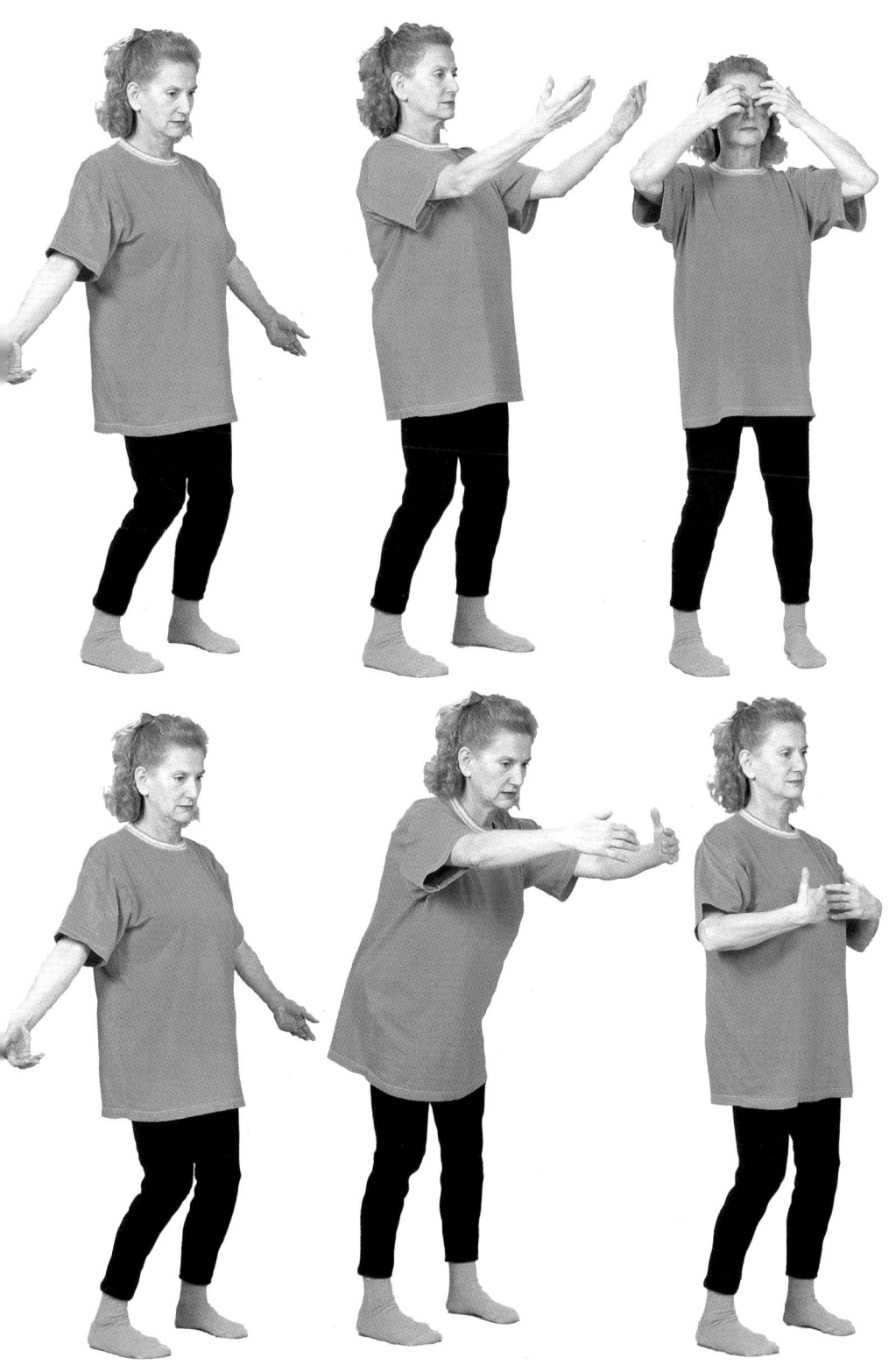

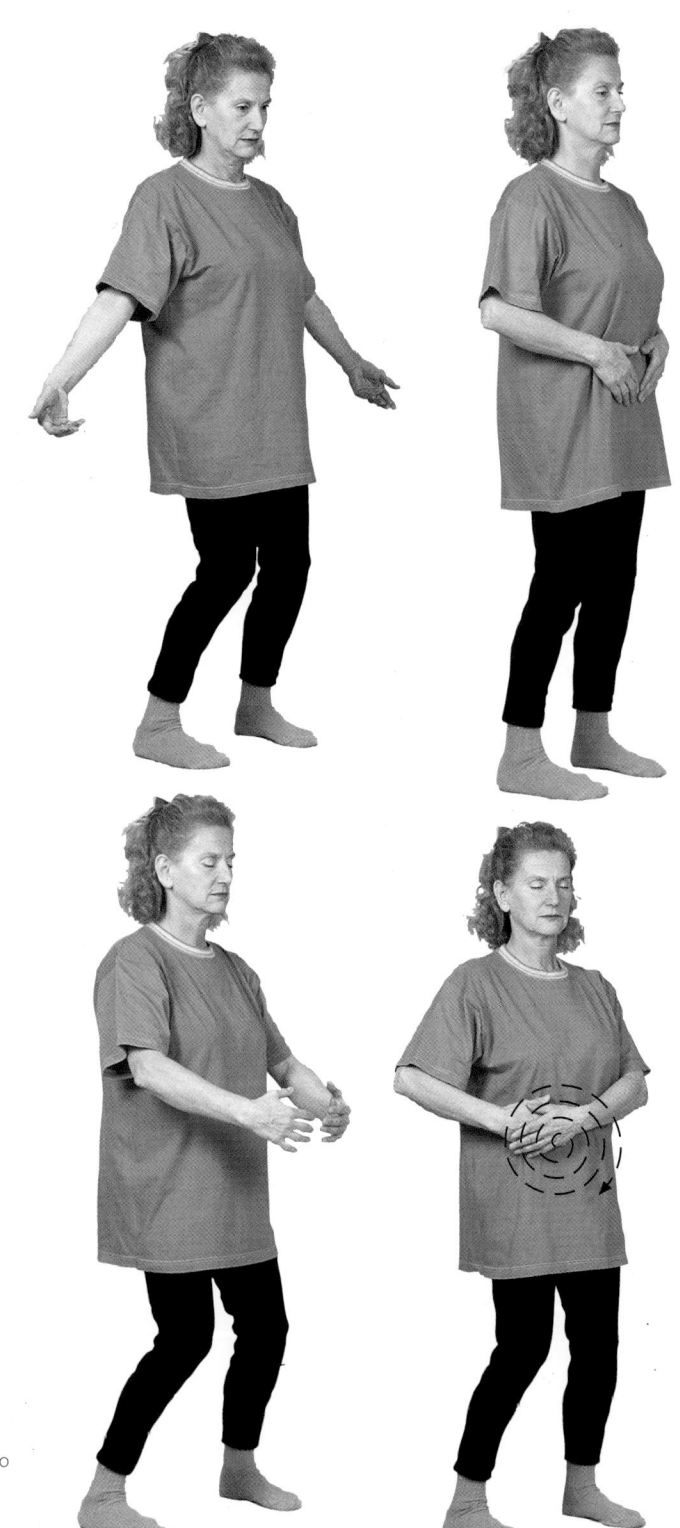

Akupressur oder Fingerdruckmassage

Der gezielte Punkt – die gezielte Hilfe

Akupressur (chinesische Fingerdruckmassage) ist neben der Akupunktur (Punkt-Stechen) und der Moxibustion (Punkt-Brennen) eine Behandlungsmethode zur Linderung und Heilung von Schmerzen und Krankheiten. Die Fingerdruckmassage ist Bestandteil der chinesischen Heilmassage, einer jahrtausendealten Therapieform, die auch Tui-Na (Schieben-Greifen/Heben) oder „An-Mo" (Drücken-Reiben) bekannt ist und heute noch in China an den Universitäten als wichtiger Bestandteil der Traditionellen Chinesischen Medizin unterrichtet wird.

Die Akupressur bedient sich bestimmter Punkte und Zonen der Körperoberfläche. Es handelt sich um eine manuelle Einwirkung auf den Körper, und in dem Meridiansystem zirkulierenden Lebensenergie „Qi". Durch die Akupressur können wir den Energiefluß anregen, energetische Blockaden werden abgebaut, Stauungen aufgelöst, Energiemangel kann effektiv aufgehoben werden.

Fingerdruckmassage zur Vorbeugung und Ergänzung zum Qigong.

Grundprinzip man massiert von oben nach unten und von innen nach außen.

Drücken-Reiben-Klopfen-Schlagen-Zupfen-Streichen

Druck wird mit dem Daumen oder den Fingern ausgeübt. Meist wird der Druck „rotierend" ausgeübt, d.h. der Fingerdruck bewegt das darunterliegende Gewebe, bleibt aber an Ort und Stelle. Es gibt noch den anhaltenden Druck für eine gewisse Zeitspanne, in der Regel etwa 10 Sekunden dann wieder loslassen und wieder drücken.

Reiben erfolgt mit den Handflächen oder auch mit den Knöcheln der Fäuste. Wir reiben mit dem Meridianverlauf oder gegen ihn, je nach der gewünschten Wirkung. Generell ist ein Reiben im Meridianverlauf eine Anregung und ein Reiben gegen den Verlauf eine Beruhigung, was beispielsweise bei Schmerzen gegeben ist. Meist werden jedoch bestimmte Zonen und die dort liegenden Punkte durch kräftiges Hin- und Herreiben erwärmt und aktiviert.

Streichen bedeutet in diesem Zusammenhang eine Ausstreichung einer längeren Strecke, eines oder mehrerer Meridiane.

Klopfen oder Schlagen (leichtes) dient zur Aktivierung der Energie.

Zupfen muß sehr vorsichtig ausgeführt werden, weil es etwas schmerzhaft ist und eine sehr kräftige Anregung bringt.

Zur Anzahl der Wiederholungen: bei Übungen im Gesicht wird 24 mal wiederholt. 24 ist eine starke Yin Zahl der Kopf ist dem Yang zugeordnet. 24 mal wirken ableitend und besänftigend. Bei Übungen am Körper wird mit 36 mal eine gute anregende Wirkung erzielt, 36 ist eine starke Yang-Zahl die kräftigt und tonisiert.

Augenübung

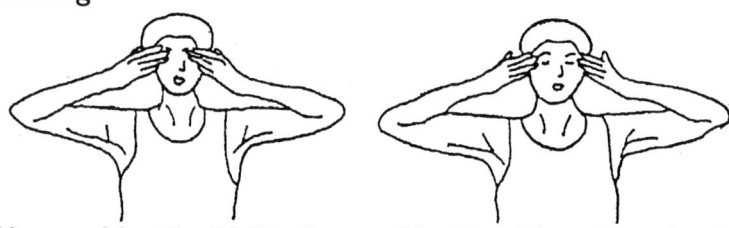

Mittelfinger auf das Oberlid, Ringfinger auf das Unterlid, und 24mal nach innen und außen reiben. Anschließend bei geschlossenen Augen die Augäpfel 18mal im und gegen den Uhrzeigersinn drehen. Diese Übungen helfen gegen übermüdete Augen, zur Stärkung der Sehkraft, wie auch bei Austrocknung der Augen durch zuwenig Tränenproduktion im Alter oder chronische Lidrandentzündungen. Diese Übung kann man noch im Bett beginnen, um ganz munter zu werden.

„Durchbeißen" Kouchi

Mit geschlossenen Augen und bei geschlossenem Mund wird 36mal kräftig und laut zusammengebissen. Diese Übung hilft insbesondere bei Verspannung im Kiefer, Gesicht, und Halsbereich, wirkt über die Beziehung Zähne und Knochen auch auf die Nieren, stärkt die Zähne und das Kiefer.

„Lippenmassage"

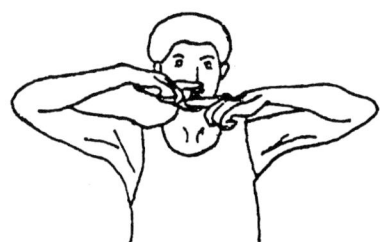

Ein Zeigefinger wird auf die Oberlippe waagrecht gelegt einer auf die Unterlippe (KG 24 Chengjiang – LG 26 Renzhong) und 24 mal kräftig hin und her reiben. Danach werden die Finger gewechselt und noch einmal 24 mal wiederholt. Dadurch wird das Zahnfleisch gekräftigt. Durch das Reiben der Punkte LG 26 und KG 24 wird der kleine himmlische Kreislauf aktiviert.

Unter „kleinen himmlischen Kreislauf" verstehen wir im Qigong den Energiefluß vom Mund abwärts zu „Dantian" (Unterbauch), weiter über „Huiyin"

(Punkt am Damm), zum „Mingmen" (Punkt gegenüber dem Nabel), zu „Dazhui" bis zum „Baihui" (Scheitelpunkt) bis zum Mund.

Ohrenübung
Die Mittelfinger liegen dicht vor den Ohren, die Zeigefinger dicht hinter den Ohren. 24mal auf- und abreiben.
Anschließend werden mit Daumen Mittelfinger und Zeigefinger beide Ohren geknetet, massiert und nach außen gezogen, als wolle man die Ohren vergrößern. Das Ziehen soll oben beginnend am Ohrmuschelrand entlang zum Ohrläppchen und wieder oben beginnend neunmal nach außen hin gerichtet sein. Diese Übung fördert das Kurzzeitgedächtnis und den Gleichgewichtssinn

Nasenreiben
Wir reiben die Daumenballen warm und reiben anschließend mit sanftem Druck mit den Daumenballen links und rechts des Nasenrückens 24mal wichtig zur Aktivierung der Nasenschleimhäute, bei Schnupfen und verstopfter Nase, bei Erkältungen und Geruchsverlust. Schon als Prophylaxe bei Erkältungskrankheiten.

Das Gesicht waschen

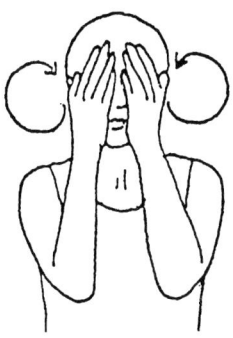

Die Hände aneinander warm reiben, dann die Hände mit den Innenflächen zum Gesicht, von der Stirne über Augen und Nasenflügel nach unten bis zum Kinn führen, entlang des Kiefers zur Seite und über die Wangen wieder nach oben zur Stirn. Insgesamt 24mal. Zwischendurch die Hände immer wieder durch Reiben wärmen.
Die angenehme, wärmende Streichmassage fördert die Durchblutung des gesamten Gesichts, hilft gegen Faltenbildung, entspannt die Gesichtsmuskulatur und erleichtert das Lächeln.

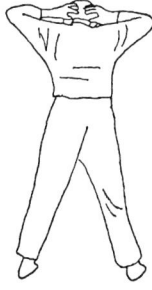

Windpunkte reiben
Mit allen Fingerspitzen beider Hände zum Hinterkopf das Haar bis zum Ende des knöchernen Schädels „durchkämmen". Dort am Ansatz der Nackenmuskulatur, befinden sich die sogenannten „Windpunkte": BL 10 Tuanzhu und GB 20 Fengchi. Diese werden zwischen Daumen und Zeigefinger genommen und unter Druck von innen nach außen und zurück 24mal kräftig massiert. Diese Übung ist gut gegen aufsteigen-

des „Leberfeuer" hilft bei Schwindel Migräne und auch gegen zu hohen Blutdruck.

Die Schultern klopfen, zupfen und warm reiben

Mit der linken Handfläche auf der rechten Schulterseite vom Nacken bis zum Schultergelenk herunter klopfen, etwa fünf Klopf-Schläge und insgesamt sechsmal, danach seitenverkehrt klopfen. Anschließend den Punkt Galle 21 Jianying – „Schulterbrunnen" sechsmal mit Daumen und Zeigefinger kneifen und hochziehen, und wieder loslassen. Diese kräftige Zupfmassage vorsichtig beginnen. Der Punkt Schulterbrunnen ist meist sehr schmerzempfindlich. Hilft bei Nacken-, Schulter-, Rückenschmerzen und bei Einschränkung der Beweglichkeit der Arme.

Die große Himmelstrommel schlagen

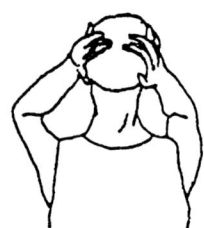

Wir verschließen mit beiden Handflächen die Ohren und legen die Finger nach hinten gerichtet auf den Hinterkopf (Jadekissen). Nun legen wir beide Zeigefinger über die Mittelfinger und lassen die Zeigefinger mit einer gewissen Spannung von den Mittelfinger auf den Kopf herunter schnellen. 24mal. Dieses Schnellen ergibt im Inneren des Kopfes ein dröhnendes Geräusch, das als Schlagen der Himmelstrommel bezeichnet wird. Diese Übung regt die Hirnnerven und die Ohren an, hilft bei Kopfschmerzen, Migräne und Schwindel.

Das Qi des oberen Dantian beruhigen

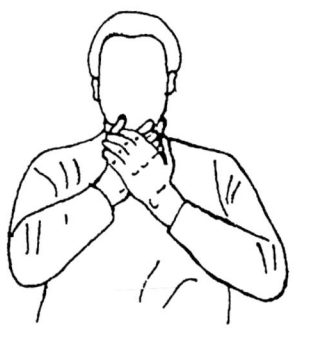
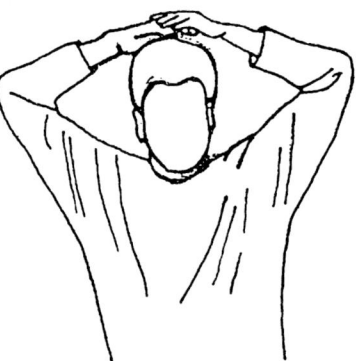

Mit dem Tigermaul (d.s. Daumen und Zeigefinger), Frauen die rechte Hand zuerst, Männer die linke, vom Kinn über die Mundwinkel Backenknochen bis zu Baihui (LG 20) locker streichen, dabei liegt die zweite Hand auf der Tigermaul-

Hand auf. Durch dieses lockere Streichen wird das Qi des Gesichtes über Laogong zum Baihui (höchste Punkt am Kopf) geführt. Danach werden mit kräftigem Druck und Zug beide Hände seitlich am Hinterkopf über Hals nach unten wieder zum Kinn, geführt, mit der Vorstellung, das Kopf Qi nach unten zu leiten. Insgesamt neunmal ausführen. Hilft bei Kopfschmerzen, Unkonzentriertheit, Müdigkeit und Schwindel.

Das Qi des mittleren Dantian beruhigen

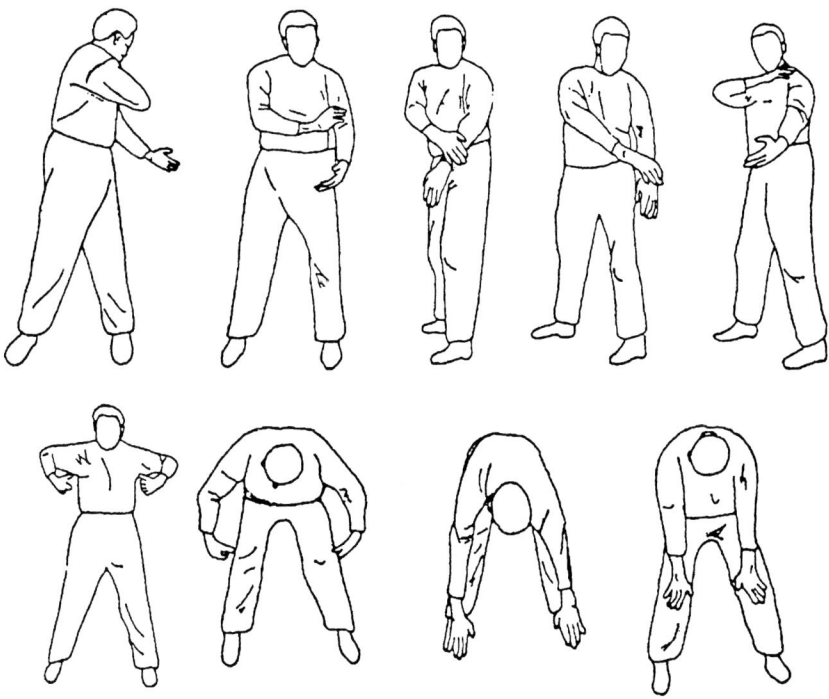

Mit der rechten Hand bei der Schulter beginnend, die Innenseite des Armes bis zu den Fingern ausstreichen (die Yin- Meridiane), und über die Außenseite des Armes herauf (Yang- Meridiane) bis zur Schulter streichen (ohne zu berühren) dabei in der Vorstellung wir leiten das Qi (Frauen beginnen gegengleich). Nochmals die Innenseite herab, die Hände auseinander ziehen und mit der linken Hand den rechten Arm gleich ausstreichen. 3mal pro Arm. Frauen beginnen mit dem rechten Armausstreichen. Diese Übung dient zur allgemeinen Beruhigung, bei Druckgefühl in der Brust, zur Aktivierung der Meridiane des Armes, und zur Schmerzlinderung in den Gelenken der oberen Extremitäten. Anschließend die

Hände mit der Innenseite zum Körper, von Dantian nach oben, bis Laogong jeder Hand zur Schulter schaut, das „Tigermaul" entlang des seitlichen Oberkörpers und der Seitennaht, ohne daß die Hände den Körper berühren, bis zu den Zehen das Qi lenken „glätten" (Oberkörper beugen). Um die Zehen herum und an der Innenseite der Beine wieder hoch bis Dantian und weiter nach oben bis zu den Schultern. Insgesamt dreimal. Dieses „Glätten des Qi-Mantels" hilft, überschüssiges Yang aus der oberen Körperhälfte über den Gallenblasenmeridian nach unten abzuleiten und das abgesunkene Qi wieder zurück zu Dantian zu leiten. Abschliessend Hände auf Dantian.

Das Qi im kleinen himmlischen Kreislauf bewegen

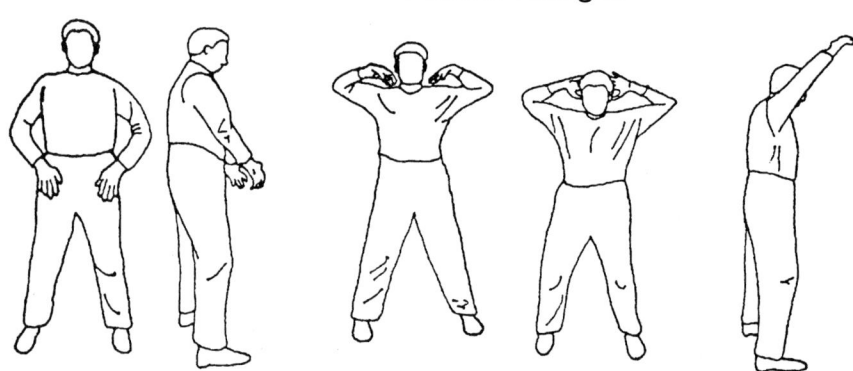

Die Hände sind, mit den Fingern zum Boden schauend, seitlich vor dem Unterbauch, Laogong schaut zu Dantian. Die Hände langsam, unter Einatmen, vor der Brust nach oben bewegen, dabei in der Vorstellung das Qi entlang der Wirbelsäule nach oben steigen lassen; die Fingerspitzen schauen während dieser Bewegung zum Boden. In Schulterhöhe mit der Einatmung aufhören, die Hände nach hinten zum Nacken führen, Laogong schaut zu den Windpunkten, mit den Händen den Kopf seitlich nach vorne umfahren, ohne ihn zu berühren, dabei in der Vorstellung das hochgestiegene Qi nach vorne zum „dritten Auge" (Stirne) leiten.

Dazhui – Baihui – Tienmu

Vom Kopf in weitem Bogen die Hände zuerst nach vorne und dann nach unten wieder zu Dantian führen, dabei in der Vorstellung das Qi wieder zurück in den Ursprung (Unterbauch) bringen. Diesen Bewegungsablauf insgesamt dreimal ausführen. Danach beide Hände in gewohnter Position auf Dantian legen und anschließend Dantian Massage.

Punktmassagen

Die Chinesen haben allen Punkten blumige Namen gegeben wie zum Beispiel, „Glanz des Augapfels" (Jingming), „Meer der Energie" (Qihai), „Lebenstor" (Mingman), „Windteich" (Fengchi), oder „Bewillkommnung des Duftes" (Yingxiang). In unserer nüchternen naturwissenschaftlichen Medizinsprache heißen ein und dieselben Energiepunkte kurz und bündig: KG 6, LG 4, G 20, DI 20. Hinter den Buchstaben und Ziffern verbergen sich die Abkürzung des Meridians und die Nummer in der Reihenfolge der Punkte. B1 für den Glanz des Augapfels heißt demnach erster Punkt des Blasenmeridians usw.

D4 Hegu
„Talsenke"

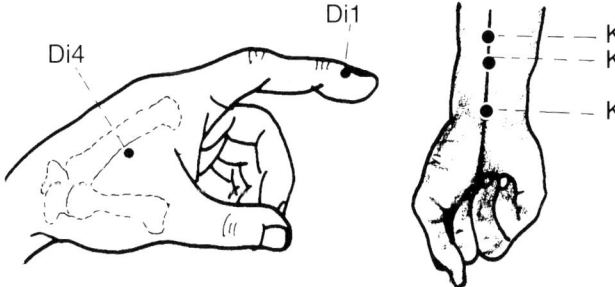

Mit dem Daumen der einen Hand den Punkt DI 4 zwischen Daumen und Zeigefinger (Muskelwulst) der anderen Hand akupressieren. Links beginnen. Hilft bei Kopfschmerzen, Zahnschmerzen, Augenleiden. Nicht während der Schwangerschaft.

Kreislauf 6 Neiguan „Innengrenze"

Liegt dreifingerbreit oberhalb des Handgelenks, auf der Innenseite des Unterarmes zwischen den beiden großen Sehnen. Links beginnen, den Daumen auf den Punkt legen, die Finger unterstützend darunter legen und mit dem Daumen zwischen den Sehnen des Unterarms

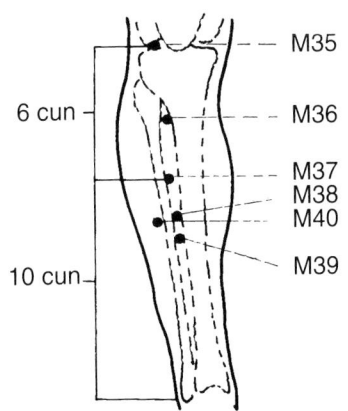

in die Tiefe drücken. 36mal. Dann den rechten KS6. Hilft bei Kreislaufstörungen, Herzjagen, Engegefühl in der Kehle und im Brustraum, Husten und Schlaflosigkeit, Erkrankungen im Kopf-Gesichts-Bereich, Schnupfen.

Magen 36 Zu San Li „Drei Entfernungen"

Der Punkt Magen 36 ist wohl der wichtigste und bekannteste Meridianpunkt. Man nennt ihn auch „Göttlicher Gleichmuth". Er wird lokalisiert, indem die

gleichseitige Hand auf das Knie gelegt wird, die
Kniescheibe genau in der Handfläche liegend. Am unteren Ende des Mittelfingers,, ein daumenbreit seitlich
des Schienbeins, liegt der Punkt. Er ist der Haupttoni-
sierungspunkt für den gesamten Organismus. Er regt
die Durchblutung, die Verdauung und den Stoffwechsel
an. Alle Beinbeschwerden werden durch M 36 behandelt auch für das Immunsystem ist Zusanli zuständig.

Blase 57 Chengshan „Gebirgsstütze"
Liegt in der Mitte der Rückseite des Unterschenkels, am
Übergang der Achillessehne in den Wadenmuskel.
Indikation: Kreuzschmerzen, Hexenschuß, Waden-
krampf, Kribbeln und Einschlafen der Glieder, Erkran-
kung im Bein, Durchfall, Verstopfung, Hämorrhoiden,

Blase 40 Weizhong „Mitte der Beugefalte"
Liegt in der Mitte der Kniekehle.
Indikationen: Kniegelenksschmerzen, Hexenschuß,
Ischiasschmerzen, Erkrankungen im Bein, Bettnässen,
Harnblasenentzündung und andere Beschwerden der Harnblase, Hitzschlag.

Milz 10 Xuehai „Meer des Blutes"
Er liegt bei gebeugtem Knie drei Querfinger über dem oberen, mittelwerts gele-
genen Rand der Kniescheibe. Seine Indikationen liegen, wie der Name sagt, auf
Blut, Menstruationsstörungen, Ekzeme und Stauungen im Becken.

N1 Yongquan „sprudelnde Quelle"
Liegt auf der Fußsohle, unter den beiden Bal-

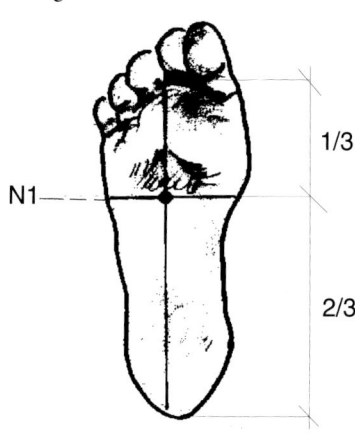

B36

B37

B40

B57
B58

1/3

2/3

N1

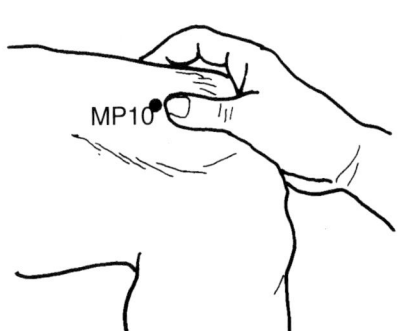

MP10

len, in der Mitte. Indikation: Krampf- und Schwindelanfälle, Bewußtlosigkeit, psychische Erregungszustände, Bluthochdruck, Kopfschmerzen, Beschwerden der Harnblase, Bettnässen.

Vorfußmassage

Damit werden die Anfangspunkte aller drei Yin Meridiane des Beines aktiviert. Im Sitzen die Beine so seitlich mit gebeugten Knien aufliegen lassen, daß sich die Fersen berühren und die Füße V-förmig auseinander stehen. Links und rechts gleichzeitig Daumen auf die Fußsohle Ni 1 (Yongquan „sprudeln Quelle"), Zeigefinger auf den Inneren Fußrand MP 1 (Yinbai „verborgene Helle") und den Mittelfinger in den Spalt zwischen Großzehe und zweiter Zehe LE 2 (Xingjian „Gangstrecke). kräftig 36mal hin und her massieren.

Diese Massage dient dazu, aufsteigendes Feuer zu besänftigen und so Schwindel, Herzjagen, Nieren und Blasenschwäche zu heilen.

Abschlußübung Dantian schließen

Die Hände heben einen (Qi) Ball vor dem Körper hoch, dabei einatmen. Bis zur Stirne einatmen, kurz nicht atmen die Hände zum Boden drehen und nach unten führen – ausatmen dreimal. Dann Dantian schließen mittels kreisender Handmassage. Die Hände liegen auf Dantian. Der Punkt KG 6 Qihai „Meer der Energie" liegt vier Zentimeter unterhalb des Nabels. Die Punkte Kreislauf acht Laogong („Palast der Mühen") liegt in der Handfläche. **Beachte:** Männer die linke, Frauen die rechte Hand zuerst. Nun machen wir in die Richtung, in die der Daumen der außen liegenden Hand zeigt, neun kreisförmige Bewegungen – klein beginnend, größer werdend – beim Einatmen oberhalb des Nabels, beim Ausatmen unterhalb des Nabels. Anschließend die Hände in der Magengrube wechseln und sechs Kreise in die andere Richtung bewegen, groß beginnend, klein werdend. Vor Dantian die Hände wieder wechseln und mit leichtem Druck auf den Unterbauch, die Aufmerksamkeit auf Dantian lenken. 24x die Hände vor der Brust auf und ab reiben, entlang der Taille (Gürtelgefäß) zu Mingmen (Nieren) 36x oder 81x auf und abreiben, wieder 24x vor der Brust. Abschließend Hände sinken lassen, linkes Bein beistellen und mit rechtem Fuß aus der Übung steigen.

Der alte Brunnen spendet leise
sein Wasser täglich gleicherweise.
Ich möchte diesem Brunnen gleichen,
was in mir ist, stets weiterreichen.
Doch geben, geben, alle Tage,
sag' Brunnen, wird das nicht zur Plage?
Da sagt er mir als Jochgeselle:
Ich bin ja Brunnen nur – nicht Quell!
Mir fließt es zu – ich geb es weiter,
das macht mein Dasein froh und heiter.
So leb ich nach des Brunnens Weise,
schöpf täglich Kraft zur Lebensreise
und will – beglückt – stets weitergeben,
was mir die Quelle schenkt zum Leben.
Gano Yah

So halte ich es auch mit Qigong –
ich bekomme Qi und gebe Qigong weiter

Die Atmung

Der Atem ist die Brücke zwischen Leib und Seele. Durch eine bewußte Atmung können wir unseren Körper wieder erfahren, spüren lernen.

Um die Atmung im Qigong besser zu verstehen, müssen wir uns zuerst ein wenig mit der Funktion der Atmung beschäftigen. Zum Atmungssystem zählen alle jene Organe, die am Sauerstoff- und Kohlendioxidaustausch zwischen Blut und Luft beteiligt sind. Im Besonderen sind dies die luftleitenden Organe und das Gasaustauschorgan Lunge.

Die luftleitenden Organe lassen sich einteilen in obere und untere Atemwege:

Obere Atemwege äußere und innere Nase und Nasennebenhöhlen, Rachen als gemeinsamer Durchtritt für Luft und Nahrung,

Untere Atemwege Kehlkopf als Stimmbildungsorgan, Trachea (Luftröhre), Bronchien und Bronchiolen.

Ferner haben Hilfsstrukturen Anteil am Funktionieren der Atmungsorgane, darunter die Pleura (Brustfell), das Zwerchfell, die Thoraxwand (Thorax-Brustkorb) und alle jene Muskeln, die die Rippen bei der Einatmung heben und bei der Ausatmung senken. Ferner die Atemhilfsmuskeln der vorderen und seitlichen Bauchwand und die Halsmuskulatur.

Die Lunge besitzt zwei Blutkreisläufe:

Durch die Arterie pulmonalis (Pulmo – Lunge) gelangt das venöse Blut aus dem rechten Herzen in die Lunge. Über die Vene pulmonalis fließt das sauerstoffreiche Blut zurück zum linken Herzen und geht von dort in den Blutkreislauf. Ernährt wird die Lunge durch die sogenannte Vasa privata (durch die Arteriae und Venae bronchiales, die aus der Aorta Hauptschlagader des Körpers entspringen). Die nervale Versorgung erfolgt über die beiden Zügel des vegetativen Nervensystems, Sympaticus und Parasympaticus. Der eigentliche Ort des Gasaustausches sind die Lungenbläschen oder Alveolen. Man schätzt ihre Zahl auf etwa **300 Millionen.** Man hat berechnet, daß die Oberfläche aller Lungenbläschen etwa der Größe eines Tennisplatzes entspricht, also ca 80-100m^2. Diese große Oberfläche (zum Vergleich: die Hautoberfläche beträgt nur ca. 1,8 m^2) ist notwendig, da jede Alveole nur ca. 0,3 Sekunden mit dem Kapillarblut (Kapillar – feinste Verzweigung der Blut- und Lymphgefäße) in Kontakt tritt und in dieser relativ kurzen Zeit den langwierigen Prozeß der Diffusion (Ausbreitung, Vermischung) von Sauerstoff und Kohlendioxyd bewältigen muß.

Regulation der Atmung

Der Ablauf der Atmung wird jeweils an die Bedürfnisse des Körpers angepaßt, vom Gehirn aus geregelt und geschieht unbewußt. Auch im Schlaf, selbst bei Bewußtlosigkeit, wird die Atmung aufrechterhalten. Die Atemmuskulatur wird über Nerven aus dem Rückenmark erregt. Die Nervenzellen, aus denen diese Fasern entspringen liegen im verlängerten Rückenmark (Medulla oblongata). Die Anhäufung der Nervenzellen in diesem Bereich bezeichnet man als Atemzentrum. Von dort aus gehen rhythmische Bewegungen vorwiegend auf die Einatmungsmuskeln. Änderung von Einatmungtiefe und Atemfrequenz werden durch unterschiedlich starke bzw. unterschiedlich häufige Erregungen im Atemzentrum ausgelöst.

Der größte Atemreiz entsteht durch eine Anreicherung von Kohlendioxyd, wie sie z.B. auftritt, wenn wir lange die Luft anhalten. Nicht der Sauerstoffmangel, sondern das sich durch den Stoffwechsel ansammelnde Kohlendioxyd ist es, das uns zwingt, wieder zu atmen.

Sauerstoffmangel wirkt von einem bestimmten Ausmaß an ebenfalls atemsteigernd. Diese Atemsteigerung erfolgt über Chemorezeptoren, die sich in der Gabelung der großen Halsschlagader und im Aortenbogen befinden. Patienten mit chronischen Ventilationsstörungen, z.B. Emphysem, Erkrankungen des Brustkorbs oder des Lungengewebes, regulieren ihre Atmung nicht mehr über Kohlendioxyd, sondern über den beschriebenen Sauerstoffantrieb. Wenn man solchen Patienten bei Atemnot Sauerstoff zu atmen gibt, kann man sie in Lebensgefahr bringen, weil dann ihr einziger Atemantrieb, der Sauerstoffmangel wegfällt und die Atmung noch mehr eingeschränkt wird. Eine weitere Beeinflussung des Atemzentrums erfolgt durch Dehnungsrezeptoren aus der Lunge über den Vagus Nerven. Dieser Reflex wird nach den Entdeckern Hering-Beuer-Reflex genannt. Eine zunehmende Dehnung der Lunge bewirkt eine Hemmung der Einatmung. Das nachfolgende Bild gibt eine Zusammenfassung über die verschiedenen Einflüsse auf das Atemzentrum.

Atemmechanik

Die treibende Kraft für den Gasaustausch zwischen Alveolen und Umwelt, also für die Ventilation, sind unterschiedliche Drücke in all diesen Bereichen. Bei der Einatmung muß der Druck in den Alveolen niedriger sein als der Druck der Umweltluft, um so den notwendigen Sog zu erzeugen. Bei der Ausatmung muß eine umgekehrte Druckdifferenz bestehen. Um diese Drücke herzustellen, muß das Lungenvolumen bei der Inspiration vergrößert, bei der Expiration verkleinert

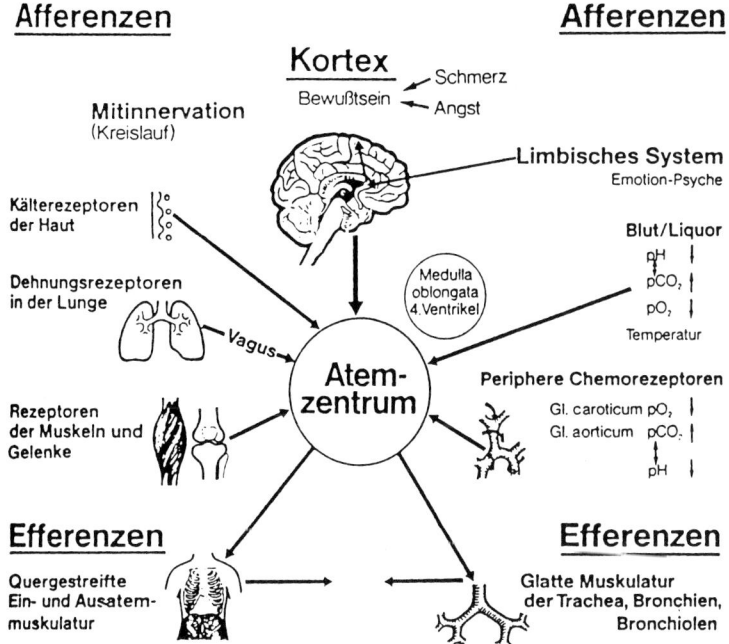

Afferenzen

Afferenzen

Kortex
Bewußtsein ← Schmerz
← Angst

Mitinnervation
(Kreislauf)

Limbisches System
Emotion-Psyche

Kälterezeptoren
der Haut

Dehnungsrezeptoren
in der Lunge

Vagus

Medulla
oblongata
4.Ventrikel

Blut/Liquor
pH ↑
pCO₂ ↑
pO₂ ↓
Temperatur

Atem-
zentrum

Periphere Chemorezeptoren
Gl. caroticum pO₂ ↓
Gl. aorticum pCO₂ ↑

pH ↓

Rezeptoren
der Muskeln und
Gelenke

Efferenzen

Efferenzen

Quergestreifte
Ein- und Ausatem-
muskulatur

Glatte Muskulatur
der Trachea, Bronchien,
Bronchiolen

werden. Das wird zum einen direkt durch die Bewegung des Zwerchfells, zum anderen mit Hilfe der sonstigen Atemmuskeln, indirekt über die Bewegung des Brustkorbs, erreicht.

Inspiratorisch wirksam sind:

Anspannung (Abflachung) des Zwerchfells, Hebung (Vergrößerung) des Brustkorbs durch Anspannung der Musculi scaleni (Treppenmuskel) und der musculi intercostales externi (äußere Zwischenrippenmuskel) und sonstige sogenannte Atemhilfsmuskel, die den Brustkorb ebenfalls anheben.

Expiratorisch wirksam sind:

Die Muskeln der Bauchdecke, die das Zwerchfell nach oben drängen, die Verkleinerung von Brustkorb und Lunge, passiv der Schwere und der Eigenelastizität folgend und die Anspannung der Musculi intercostales interni (Zwischenrippenmuskeln). Bei der normalen Atmung erfolgt nur die Inspiration aktiv, die Ausatmung ist ein passiver Vorgang. Um die Bewegung von Zwerchfell und Brustkorb für die Ventilation nutzbar zu machen, muß die Lunge diesen Bewegungen folgen können, ohne andererseits an Brustkorb und Zwerchfell vollständig fixiert zu sein. Dies ist dadurch erreicht, daß sich zwischen den beiden Blättern der Pleura, die einerseits die umgebenden Organe überziehen (Pleura parietalis oder visceralis) eine dünne Flüssigkeitschicht befindet. Die Lunge hat in ihrer natürlichen Lage das Bestreben, sich infolge ihrer natürlichen Elastizität und der Oberflächenspannung ihrer Alveolen zu verkleinern. Da die Flüssigkeit im Pleuraspalt aber nicht ausdehnbar ist, bleibt die Lunge an der Brustkorbinnenfläche haften, was dort zu einem Sog d. h. zu einem gegenüber der Umgebung negativen Druck führt (intrapleuraler Druck). Erweitert sich der Druck bei der Inspiration, wird der Sog stärker, um bei der Expiration wieder schwächer zu werden. Die gesamte Atemmechanik dient der Überwindung von zwei entgegen wirkenden Kräften. Es sind dies der elastische Widerstand der Lunge (vor allem bei der Inspiration), die Strömungswiderstände in den Atemwegen (vor allem bei der Expiration).

Vitalkapazität

Wenn man so tief wie möglich einatmet und dann so vollständig wie möglich in einen leeren Luftballon ausbläst, füllt man diesen, je nach Alter, Geschlecht und Körperbau mit 3-5 Liter Luft. Diese Luftmenge, Vitalkapazität genannt, ist ein Maß für die Ausdehnungsfähigkeit des Brustkorbes. Der Arzt mißt sie nicht mit einem Luftballon, sondern mit einem etwas dauerhafteren, aber durchaus vergleichbaren Gerät, dem Spirometer.

Atemzugvolumen, Reservevolumen

Bei einer normalen Einatmung in Ruhe werden ca. 0,5 Liter Luft, das Atemzugvolumen, aufgenommen. Zu diesem Betrag können mit maximaler Anstrengung zusätzlich ca. 2,5 Liter eingeatmet werden, das Inspiratorische Reservevolumen. Aus der Atemruhelage kann andererseits weiter ausgeatmet werden, maximal ca. 1,5 Liter, das expiratorische Reservevolumen. Dieses Reservevolumen wird in Anspruch genommen, wenn z.B. bei körperlicher Anstrengung das normale Atemzugvolumen nicht mehr für den Gasaustausch ausreicht.

Totraum und Residualvolumen

Auch nach maximaler Ausatmung verbleiben noch ein bis zwei Liter Luft in der Lunge (Residualvolumen). Frischluft vermischt sich also immer mit bereits in der Lunge vorhandenen Luft. Dies gilt besonders für die normale Atmung, die sich immer in einer Mittellage zwischen maximaler Ein- und Ausatmung bewegt. So sind nach normalem, ruhigem Ausatmen noch immer 2-4 Liter Luft in der Lunge, nämlich das expiratorische Reservevolumen und das Residualvolumen. Da wir in Ruhe nur etwa 500 ml Luft einatmen und davon 150 ml in den Atemwegen (Mundhöhle Nase, Rachen, Trachea, Bronchien – zusammen als anatomischer Totraum bezeichnet) ungenutzt bleiben, mischt sich die Frischluft mit etwa der zehnfachen Menge der in den Lungenbläschen vorhandenen Luft. Dies hat den großen Vorteil, daß sich die Konzentration des Sauerstoffes in den Lungenbläschen durch rhythmische Belüftung der Lunge nur wenig ändert. Damit wird jedes einzelne Blutkörperchen praktisch völlig gleichmäßig mit Sauerstoff bedient, unabhängig davon, in welcher Atemphase es gerade an den Alveolen vorbei fließt.

Atemzeitvolumen

Unter Atemzeitvolumen versteht man das in der Zeiteinheit eingeatmete oder ausgeatmete Gasvolumen. Es ergibt sich als Produkt aus Atemzugvolumen (Volumen des einzelnen Atemzuges) und Atemfrequenz (Anzahl der Atemzüge pro Minute). Bei ruhiger Atmung beträgt das Atemzugvolumen des Erwachsenen 0,5 Liter. Die Atmungsfrequenz des Erwachsenen liegt unter Ruhebedingungen im Durchschnitt bei 14 Atemzüge pro Minute. Höhere Atmungsfrequenzen findet man bei Kindern, Kleinkindern und Neugeborenen. Für die Ruheatmung des Erwachsenen ergibt sich daher ein Atemzeitvolumen von ca. sieben Liter pro Minute.

Die Qigong Atmung – Regulierung der Atmung

Atmungsbewegungen spielen bei der Qigong-Therapie eine wichtige Rolle. Durch ständiges Üben ist es möglich, Thorax (Brust)-Atmung in Bauchatmung und oberflächliches Atmen in tiefes Atmen zu verwandeln, um dann letztendlich die Dantian-Atmung zu beherrschen und das pulmonale (die Lunge betreffend) vitale Volumen zu erweitern sowie Gas-Metabolismus (Biologische Chemie: Stoffwechsel) und Blutkreislauf zu fördern. Durch Massage einzelner Organe verbessern sich auch Verdauung und Absorption, (Aufsaugen) wodurch die Gesundheit gefördert und Krankheit vorgebeugt werden kann.

Die häufigsten Atmungsübungen sind:
• Natürliche Atmungsmethode: Diese physiologischen Atmungsbewegungen, die der Mensch von Geburt an beherrscht, werden spontan kontrolliert. Die Atmungsbewegungen verlaufen ganz natürlich, sind sanft und gleichmäßig, aber nicht allzu tief.
• Synchronisierende Atmungsmethode. Beim Einatmen hebt sich das Bauchfell,

während es sich beim Ausatmen senkt. Bei dieser Methode werden die Bauchmuskeln stark beansprucht. Diese Bauchatmungs-Methode kann man nur allmählich erlernen.

- Nicht-synchronisierende Atmungsmethode: Im Gegensatz zu Methode 2 senkt sich das Bauchfell beim Einatmen und hebt sich beim Ausatmen. Ausmaß und Intensität übertreffen die der Methode 3.
- Anhaltende Atmungsmethode: Während des Einatmens bzw. Ausatmens den Atem kurz anhalten und erst danach wieder ein- bzw. ausatmen.

Außer den oben erwähnten Methoden gibt es noch verschiedene andere Methoden, die man bei bestimmten Krankheiten anwendet. Jede Atmungsmethode muß durch sanftes und natürliches Ein- und Ausatmen allmählich zu tiefen gleichmäßigen Atmungsbewegungen führen. Um diese Atmungsart zu erlernen, benötigt man viel Geduld.

Die früheste Aufzeichnung, die es über Qigong gibt, ist eine Inschrift auf einem Knauf eines Stabes oder Stockes. Man vermutet, daß es der Stock eines Daoisten oder eines Magiers gewesen ist. Auf diesem Knauf, der 12 eckig ist, ist auf 12 vertikal angeordneten Reihen eine Qigong Technik oder Atemtechnik beschrieben.

„Man hält den Atem an und er sammelt sich,
ist er gesammelt dann dehnt er sich aus,
dehnt er sich aus dann geht er hinab,
geht er hinab dann wird er ruhig,
ist er ruhig so wird er gefestigt,
ist er gefestigt so keimt er,
keimt er, so wächst er,
wächst er, so wird er nach oben zurückgezogen,
wird er zurückgezogen, so erreicht er den Scheitel,
erreicht er den Scheitel im Scheitelpunkt,
so stößt er oben an,
im Tiefpunkt stößt er unten an."

Wer diesem folgt wird leben, wer diesem entgegen handelt wird sterben. In dieser ältesten Aufzeichnung, die man von Qigong hat, kann man erkennen, was in allen späteren Techniken auch zu finden ist: die genaue Beobachtung des Atems und das Lenken des Qi. Mit dem Atem ist nicht der Atem im herkömmlichen Sinn gemeint, Qi heißt Atem aber Qi ist auch die Kraft des Atems. Wenn man einatmet, geht die Luft in die Lungen, aber die innere Bewegung, die durch den Atem erzeugt wird, bewirkt viel mehr. Im chinesischen Denken, das sehr zyklisch orientiert ist, ist das immer eine Kreisbewegung. Der Atem kommt rein, er beginnt zu sinken, das Qi sinkt in Dantian und wenn es ins Dantian sinkt geht es noch tiefer hinunter. Es kommt in den Bereich zu Huiyin (Punkt am Damm) das Tor zur Erde. Dort nimmt man die Kraft aus der Erde auf. Wenn dieser Tiefpunkt erreicht ist, entsteht eine neue Kraft, die zu wachsen beginnt, das ist die Yang Kraft, dort wo sich Yin und Yang verbinden, kann das Qi aufsteigen.

Der Atem wächst und erreicht den Scheitelpunkt. Der Scheitelpunkt Baihui ist ein wichtiger Punkt. Er heißt „Öffnung zum Himmel" oder „Tor zum Himmel". So bekommt man die Kraft vom Himmel oder Licht des Himmels. Dieses sind die Kraftgegensätze.

Hauptpunkt der Atmung im Qigong

Naturgemäße Auflockerung und Ruhe. Es soll eine psychische und physische Entspannung und Ruhe erreicht werden. Durch geistige Aufmerksamkeit auf die Atmungsbewegungen, damit die Wahrnehmung äußerer Stimuli (Laute und Telefon, Licht) abgeschwächt wird und man allmählich das Gefühl für Standort und Gewicht verliert und in einen schlafähnlichen Zustand versinkt. Dieser Zustand des leichten Bewußtseins und leichten Unbewußtseins deutet darauf hin, daß die Gehirnrinde in einen geschützten, hemmenden Zustand versetzt ist (Proterktiven, inhibitorischen Ruhezustand). Normalerweise erreicht man diesen Zustand sehr schwer, da oft störende Gedanken dazwischentreten. Durch fleißiges Üben kommt man diesem Ziel näher.

Am Anfang vom Qigong-Üben soll noch nicht zuviel Aufmerksamkeit auf die Atmung gerichtet werden, zuerst den Übungsablauf lernen, die Atmung paßt sich den Übungen an. Denn jedes Hochheben der Arme bewirkt automatisch ein Einatmen und ein Absinken der Hände ein Ausatmen. Die Qigong-Atmung (Regulierung der Atmung) ist besonders gesundheitsfördernd.

Bewußt tiefes Einatmen kann über Stimulation des sympathischen Nervensystems niedrigen Blutdruck ausgleichen. Durch tiefes Atmen kommt es zu einer wechselweisen Aktivierung der beiden vegetativen Nervensysteme und damit zu einer rhythmischen Stimulierung der Blutgefäßwände, so daß bereits starre Aterien wieder elastisch werden und ihrer Funktion zur Aufrechterhaltung eines normalen Blutdruck besser gegeben ist.

„Wenn Du keine Luft bekommst,
dann atme kräftig aus.
Wenn Dir das Essen nicht schmeckt,
dann faste einen Tag lang.
Wenn Du Dich nach Liebe sehnst,
dann mach jemandem eine Freude.
So bringst Du das Pendel des Lebens
wieder zum Schwingen."
Till

Verbindung zwischen Streß und Krankheit

Streß ist zum Modewort geworden.

Da Qigong ein besonders wirksamer „Streßkiller" ist, wird auf das Phänomen „Streß" näher eingegangen. Es erscheint mir sehr wichtig, daß wir Bescheid wissen, was wir unseren Körper zufügen, wenn wir uns in Streß begeben. Unser Körper muß in Streßsituationen unheimlich viel verkraften.

Für viele Übel, die uns der Fortschritt gebracht hat wird Streß verantwortlich gemacht. Belastungen durch Hektik, Leistungsdruck, Konkurrenzkampf, soziale Konflikte, Familie, existentielle Angst, Unsicherheit und so weiter. Wir sind genervt und erschöpft – der Streß ist schuld. Wir leiden unter Kopfschmerzen, verspannten Nackenmuskeln, Magenschmerzen der (verdammte) Streß... Wir sind aggressiv, ungeduldig und verkrampft und erwarten sogar Nachsicht dafür, denn wir sind so gestreßt. Und selbst wenn wir krank werden an Leib und Seele, schieben wir es dem Streß in „die Schuhe". Für viele ist Streß sogar eine Art Leistungsnachweis um uns in unserer Tüchtigkeit zu bestätigen.

Was ist Streß wirklich?

In einem hundert Jahre alten Lexikon scheint das Stichwort Streß noch nicht auf. Der Erfinder des Streßkonzeptes „Hans Selye" von der Universität Prag definiert Streß wie folgt: „Belastung eines Organismus durch äußere und innere Reize, die das normale Maß übersteigen (Hitze, Kälte, Überanstrengung, Sauerstoffmangel, Nahrungsmangel, Infektionen, operative Eingriffe, seelische Erregungen u.a.) sowie durch die Gesamtheit aller der dabei auftretenden Beschwerden".

In Österreich klagen über eine Million Menschen, die im Arbeitsprozeß eingegliedert sind, über starke Belastungen am Arbeitsplatz, das geht aus einer Studie des Statistischen Zentralamtes hervor. Aber, wie ursprünglich angenommen, sind es nicht so sehr die Manager und Unternehmer, die so sehr unter Streßbelastung stehen, vielmehr sind es die Arbeitnehmer, die immer wiederkehrende Tätigkeiten ausführen müssen, wie Akkordarbeiter, Fernfahrer oder als Kassiererin in Großkaufhäusern. Die Monotonie ihrer Arbeit verschafft ihnen das Gefühl des „ausgebrannt-Seins". Chronische Müdigkeit sowie verminderte Leistungsfähigkeit sind die Folge.

Streß macht uns für Krankheiten anfälliger.

Das autonome Nervensystem besteht aus zwei Zweigen – dem sympathischen (Yang) und dem parasympathischen (Yin). Der sympathische Teil hat die Aufgabe, uns auf die aktive Auseinandersetzung mit der Umwelt vorzubereiten, der parasympathische Teil „beruhigt" uns anschließend wieder, und reduziert die sympathische Erregung. Das sympathische Nervensystem befähigt den Körper zu zwei möglichen Reaktionen auf Drohungen und Gefahren der Außenwelt:

Flucht oder Kampf

Diese Flucht- oder Kampfreaktion des Körpers hat sich in der menschlichen Entwicklungsgeschichte als ein zentraler Überlebensmechanismus entwickelt. Unsere Vorfahren bekämpften ihre Streßzustände, die ihre Ursachen im ständigen Kampf mit einer bedrohlichen Natur, im Krieg und auf der Jagd hatten, durch erhöhten körperlichen Einsatz. Dabei spielte Schnelligkeit eine Rolle, mit der der Körper zu einer der beiden Reaktionen befähigt wurde. Sekunden entschieden über Leben und Tod, wenn der Steinzeitmensch plötzlich einem Höhlenbär gegenüberstand. Die blitzartige Erregung durch das sympathische Nervensystem energetisierte die Muskeln und versetzt den ganzen Körper kurzfristig in einen Hochspannungs und Hochleistungszustand. Mit gesträubten Nackenhaaren und angespannten Muskeln stand der Vorfahr des Homo sapiens bereit, um von seinen Waffen oder seinen Fäusten Gebrauch zu machen oder aber, nach schneller Einschätzung der Erfolgschancen, die Flucht zu ergreifen. In beiden Fällen verarbeitete er den körperlichen Erregungszustand durch heftige Muskelaktivitäten und baut die Streßhormone wieder ab.

Die Stressoren unserer Zeit sind andere, sie sind nur noch selten physisch bedrohlich, sondern bedrängen uns in der Gestalt von Frustrationen, sozialen Konflikten, Unsicherheiten, Leistungsdruck, Ängsten und von „zivilisiert" vorgetragenen Kränkungen und Verletzungen.

Was sich in Hunderttausenden von Jahren als Überlebensmechanismus entwickelt hat, ist immer noch in uns wirksam. Wir sind physiologisch Steinzeitmenschen geblieben und reagieren auf die neuen Bedrohungen, Forderungen und Aufgaben unseres Lebens biologisch noch genau so, wie unseres Vorfahren auf ihre Umwelt reagierten. Aber die modernen Stressoren lösen eine körperliche Reaktion aus, die keinen „natürlichen" Abschluß findet. Wir müssen uns beherrschen, müssen Wut und Ärger „schlucken" gut Miene zum bösen Spiel machen, auch wenn wir innerlich kochen. Die muskuläre Anspannung kann sich nicht entladen, der Blutdruck erhält oft keine Chance, sich wieder zu normalisieren, die Streßhormone werden nicht abgebaut, sondern vergiften uns.

Streß läuft in drei Phasen ab.

1. Alarm: Der Körper wird mobilisiert. In einem Augenblick des Schocks (oder

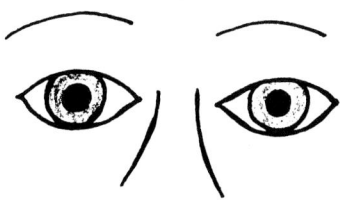 wenn die Erschöpfung uns schließlich über-
wältigt) zieht der Körper Blut von der Körper-
oberfläche ab. Dasselbe Grundprinzip findet
auch im Gehirn statt. Die Durchblutung zieht
sich aus der Oberfläche zurück und geht dort-
hin, wo die instinktiven Überlebensmechanis-
men ablaufen, also tief ins Innere. Dies beschränkt bewußtes Denken auf das
Minimum, (Was auch der Grund ist, daß wir unter Streß „nicht denken können"), auch die Tränendrüsen „machen dicht" und versagen den Augen
Feuchtigkeitzufuhr. Der sofortige Effekt ist ein Paar trockener, starrer Augen
und glänzende Gesichtshaut. Ein bißchen später werden die Augen matt, und
die Lider sinken nach unten, um die trockenere Oberfläche der Augäpfel zu
schützen. In solch einem Zustand ist unser Gehirn genauso matt wie unsere
Augen, und unsere geistige Schärfe ist in funktioneller Hinsicht gleich Null.
Wir sind eindeutig nicht im Gleichgewicht. Statt dessen sind wir starr physisch,
mental und emotional. Es wäre an der Zeit sich auszuruhen, und nichts zu tun.

2. Widerstand: Wenn der Stressor nicht beseitigt oder neutralisiert werden kann,

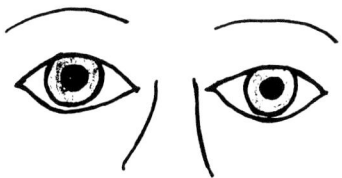 stellt sich der Körper auf eine längerfristige
Auseinandersetzung ein. Aufgrund der ver-
schiedenen mütterlichen und väterlichen Erb-
strukturen hat die eine Körperseite eine sensiblere Muskelstruktur als die andere. Das trifft
besonders auf die außerordentlich empfindlichen Muskeln zu, an denen die
Augäpfel befestigt sind. Wenn nun die Streßchemie im Körper bleibt, zieht
sich die sensiblere gebaute Muskelgruppe zusammen und fängt an, den
dazugehörigen Augapfel nach oben zu rollen. Das gleiche wird natürlich mit
der anderen Augenmuskulatur geschehen, wenn der Streß für eine noch länge-
re Zeit ungelöst bleibt. Was uns hier betrifft ist, daß ein Augapfel zuerst nach
oben geht. Weil unsere Tiefenwahrnehmung ausgeschaltet ist, bis der andere
Augapfel auf die gleiche Höhe kommt. So erblickt man Streß zweiten Grades
in diesen Zustand passieren tolpatschige Dinge, ärgerlich kleine Unfälle (der
Teller fällt hinunter). In diesem Stadium sollte man nur noch mit vermehrter
Aufmerksamkeit Auto fahren. Wasser trinken wäre angesagt um die Streßchemie auszuschwemmen, Wasser ist Energiespender.

3. Erschöpfung: Wenn die Anpassungsenergien der beiden ersten Stufen nicht
ausreichen, um den Streßreiz zu beseitigen, folgt die Erschöpfung, die sich

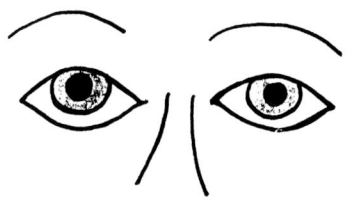

physisch und psychisch auswirkt. Wenn sich Weiß unter beiden Iriden zeigt, sieht man einen Menschen mit einem ungelösten, zwanghaften Problem physischer, mentaler oder emotionaler Natur. Mehr noch: dieser ungelöste Streß dauert schon eine lange Zeit an. Das bedeutet anhaltende Melancholie, ein tiefer Kummer, der unterschwellig hinter allem liegt, was ein Mensch denkt oder sagt. Dieses Gefühl des Nicht-mit-sich-Einsseins trübt alle Handlungen und Beziehungen. Entspannung wäre angesagt.

Streßchemie

Als Reaktion auf Streßsituationen wird das Streßhormon Adrenalin in den Blutkreislauf ausgeschüttet. Gesteuert wird dieser Vorgang vom Hypothalamus. Das Adrenalin sorgt für eine Erhöhung des Blutdrucks, kurbelt den Stoffwechsel an und sorgt für die verstärkte Zufuhr von eneriegspendendem Blutzucker. Die Adrenalinstöße treiben den Körper bis zu seiner maximalen Belastungsgrenze. Damit der Organismus durch diesen Vorgang keinen Schaden nimmt, kommt das zweite Streßhormon Noradrenalin zum Einsatz. Es mildert die Dynamik des Adrenalins, verringert wieder die Herzschlagfrequenz und senkt den Blutdruck.

Bei der Freisetzung von Streßhormonen kommt allerdings das Funktionieren des Zuckerstoffwechsel große Bedeutung zu. Magnesium ist nämlich ein sogenannter Co-Faktor für jene Enzyme, welche die Zuckerproduktion und -umsetzung organisiert. In Streßsituationen wird der Zuckerstoffwechsel durch die Abgabe von Streßhormonen beschleunigt. Die Leber muß große Mengen von Zucker abgeben, da durch nimmt der Leberzuckerspiegel ab und das kurbelt die Streßhormon-Ausscheidung wieder an und ein gefährlicher Kreislauf entsteht.

Wird die Streßdosies jedoch zu hoch, koppelt sich die Leber aus dieser extrem viel Energie verbrauchenden, zirkulären Situation ab, und beginnt mit Hilfe von Enzymen aus dem Muskeleiweiß Zucker aufzubauen (Glukoneogenese – Neubildung von Zucker aus Nichtzuckerstoffen wie Fett und Eiweiß). Genau bei diesem Vorgang spielt das Magnesium eine entscheidende Rolle.

Heutzutage wird der Mensch überreizt und überfordert und schließlich erschöpft, seine Regeneration und Selbstheilungspotentiale erhalten immer weniger Chance, die notwendigen Ausbesserungen vorzunehmen, und das „innere Gleichgewicht" wieder zu stabilisieren. So sind wir nicht nur auf die äußeren Überreizungen durch Verkehr, Menschenmassen, die Bilderflut des Fernsehens körperlich schlecht vorbereitet, es gibt auch kein revolutionäres Programm, das uns erfolgreich gegen andauernden finanzielle Sorgen, Konflikte am Arbeitsplatz, Zukunftsangst und Eheprobleme bestehen läßt. Leider versuchen wir, unseren Körper mit Alkohol, Kaffee, Zigaretten und andere Genußmittel zu besänftigen, und glauben damit aus einer Erschöpfung herauszufinden. (Kaffee, Zigaretten entziehen dem Körper zusätzlich Mineralstoffe und Vitamine).

Streß ist ein Zustand, der aus einem tatsächlichen oder eingebildeten Ungleichgewicht zwischen einer Anforderung und die Fähigkeit, diese Anforderung zu bewältigen entsteht, ein Ungleichgewicht also in dem Bemühen des Organismus, sich an die Umwelt anzupassen.

Dr. Thomas H. Holmes und seine Mitarbeiter von der medizinischen Fakultät der Universität von Washington machten es sich zur Aufgabe, diese Beobachtungen wissenschaftlich zu erhärten. Sie entwickelten eine Methode, mit der sie die Höhe der Streßbelastung oder seelischer Erregungszustände im Leben eines Menschen objektiv messen können. Dr. Holmes und Dr. Rahe entwarfen eine Skala, mit deren Hilfe sie belastenden Ereignissen und Vorgängen bestimmte Zahlenwerte zuordneten. Die Summe der Zahlenwerte sämtlicher streßerzeugender Ereignisse im Leben eines Menschen konnte über das Ausmaß der Streßbelastung, dem er ausgesetzt war, Auskunft geben.

Skala zur Bewertung der sozialen Anpassung

(aus dem Buch: Wieder gesund werden O. Carl Simonton und James Creighton)

Ereignis	Bewertung
Tod des Ehepartners	100
Scheidung	73
Trennung der Ehepartner	65
Gefängnishaft	63
Tod eines Angehörige	63
Körperverletzung od. Krankheit	53
Heirat	50
Entlassung	47
Aussöhnung der Ehepartner	45
Pensionierung	45
Erkrankung eines Angehörigen	44
Schwangerschaft	40
Sexuelle Probleme	39

Diese Skala umfaßt Geschehnisse, die wir alle als Streßfaktoren empfinden, zum Beispiel den Tod eines Ehepartners, Scheidung oder den Verlust des Arbeitsplatzes. Interessanterweise enthält sie aber auch Ereignisse, die gewöhnlich als positive Erfahrung gelten, zum Beispiel Heirat, Schwangerschaft oder hervorragende Leistungen. Sie alle können eine Veränderung unserer Gewohnheiten, unseres Umgangs mit Menschen oder unseres Selbstbildes zur Folge haben. Sie können als positiv empfunden werden, aber auch ein gut Teil Selbstbeobachtung von uns verlangen und sogar ungelöste emotionale Konflikte an die Oberfläche bringen. Entscheidend ist die Notwendigkeit, sich an die Veränderung anzupassen, unabhängig davon, ob sie für uns positiv oder negativ ist. An Hand dieser Messungen konnten Dr. Holms und seine Mitarbeiter mit einem hohen Grad an statistischer Genauigkeit voraussagen, ob eine Erkrankung eintritt oder nicht. 94 Prozent der Probanden, die innerhalb von zwölf Monaten mehr als 300 Punkte der Skala erreichten, erkrankten im Untersuchungszeitraum, während von den Testpersonen, bei denen weniger als 200 Punkte gezählt wurden, nur 9 Prozent in der gleichen Zeit krank wurden. Eine weitere zwölfmonatige Untersuchung ließ erkennen, daß Personen, deren Gesamtpunkzahl im oberen Drittel der festgestellten Werte aller Untersuchungsteilnehmer lag, zu 90 Prozent mehr krank waren als die Probanden, deren Gesamtpunktzahl sich im unteren Drittel befand.

Streß ist nicht gleich Streß

Natürlich reagiert jeder Mensch unterschiedlich auf den Einfluß von Streß. In der Forschung spricht man hier vom positiven besetzen **Eustreß** und dem negativ wirkenden **Distreß.**

Mit diesen Bezeichnungen verbindet man die Vorstellung, daß für viele Menschen eine gewisse Dosis von Streß notwendig ist, damit sie den Alltag überleben, bewältigen und unter Druck Leistungen erbringen können. Bei ihnen wirkt ein Adrenalinschub und der damit verbundene Eustreß aufputschend und angenehm. Andere geraten in Streßsituationen wie bei Prüfungen in Panik. Die Ausschüttung der Streßhormone und der damit ausgelöste Distreß erzeugt Hektik, Herzrasen und Schweißausbrüche und führt bisweilen sogar zu einem körperlichen Zusammenbruch.

Durch stetiges Qigong-Üben werden wir dauerhaft fähig sein, Streß nicht nur leichter zu bewältigen, sondern ihm auch vorzubeugen. In dem wir bewußter und sensibler mit uns umgehen, zugleich nüchterner eigene Fähigkeiten und Schwächen erkennen, unseren Alltag und Arbeit genauer organisieren (bessere Zeiteinteilung, Vorbereitung, Koordinierung und Ausführung) und unsere Geduld, Gelassenheit und Ausdauer verbessern. So hilft es uns, die eigenen Grenzen der Belastbarkeit rechtzeitig zu erkennen und eine Überbelastung durch den Streß zu vermeiden.

Wir lernen „Loslassen-Können" vom Alltag vom Beruf, von der Zeit...

Qigong, Taiji, Yoga, Meditation, Atemübungen, Musik usw. sind hilfreiche Helfer gegen Streß.

„Ich wünsche Dir nicht
alle möglichen Gaben,
Ich wünsche Dir nur,
was die meisten nicht haben.

Ich wünsche Dir Zeit,
Dich zu freuen und zu lachen
und wenn Du sie nützt,
kannst Du etwas daraus machen.

Ich wünsche Dir Zeit,
für Dein Tun und Dein Denken,
nicht nur für Dich selbst,
sondern auch zum Verschenken.
Ich wünsche Dir Zeit, nicht zum Hasten und Rennen,
sondern zum Zufrieden sein können.

Ich wünsche Dir Zeit, nicht so zum Vertreiben
ich wünsche Dir Zeit, die möge Dir übrig bleiben
als Zeit für das Staunen und Zeit für Vertrauen
anstatt nach der Zeit auf der Uhr nur zu schauen.

Ich wünsche Dir Zeit, nach den Sternen zu greifen
und Zeit um zu wachsen, d.h. um zu reifen.
Ich wünsche Dir Zeit, zu hoffen, zu lieben.
Es hat keinen Sinn, die Zeit zu verschieben.

Ich wünsche Dir Zeit, zu Dir selber zu finden
jeden Tag, jede Stunde als Glück zu empfinden.
Ich wünsche Dir: Zeit zu haben, zum Leben".
Elli Michler

Dieses Gedicht schenkte ich vielen lieben Menschen mit den besten Wünschen
weiter, sie mögen doch Zeit haben! (Für Qigong)

Traditionell chinesische Medizin

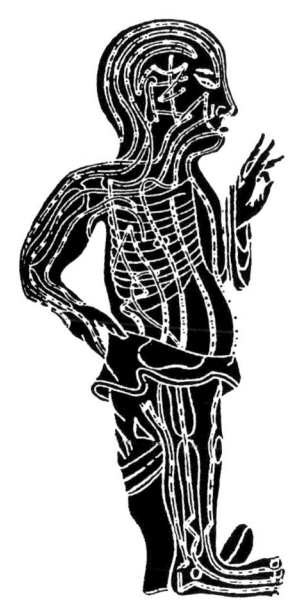

Die TCM ist mit ihrer langen Geschichte heute noch das älteste angewandte Medizinsystem.

Das Zeichen Qi (sprich: „tschi") hat nach dem chinesisch-deutschen Wörterbuch von W. Rüdenberg folgende Bedeutung: „Luft, Gas, Äther, Dunst, Dampf, Hauch, Atem, Atmosphäre, Einfluß, Macht, Lebenskraft, Geist, Gefühl." Es ist klar ersichtlich, daß eine derartige Bedeutungsfülle in der deutschen Sprache kein Pendant (Gegenstück) hat und daher am besten unübersetzt bleibt. Eine Differenzierung des Begriffs Qi kann durch Aufgliederung des Piktogramms (Bildsymbol) erfolgen:

Der obere Teil des Zeichens steht für „Dampf", „Dunst", „Gas", und symbolisiert die nach oben aufsteigende Energie. Das Teilzeichen hat aber auch die Bedeutung „anlehnen" oder, mit Engelhard, „Kommunikation mit dem Kosmos immanenten Kräften. Es stellt nämlich einen knienden Menschen dar, der seine Hände flehend (betend) nach oben streckt. Eine weitere Deutung des Teilzeichens liefert sein Aufbau aus drei Strichen: sie symbolisiert Himmel (der oberste Strich), den Menschen und die Erde (der untere, zur Erde Verbindung schaffende Strich). Zusammenfassend bedeutet der obere Teil das immaterielle, das alles Durchdringende, die Kommunikation mit höheren Mächten bis letztlich hin zum „Nichtsein", im Sinne eines undifferenzierten Urzustands.

Der untere Teil des Piktogramms stellt den Materiellen Aspekt von Qi dar durch vier Getreidekörner, die die ernährende Funktion von Qi betonen. Durch die Darstellung des Piktogramms soll der zweifache Aspekt des Qi verdeutlicht werden. Einerseits das Immaterielle und andererseits Energie in Form von Materie. Es genügt also sicher nicht, Qi entweder mit „Energie" oder mit „Atem" zu übersetzen, und daher ist auch die Gleichsetzung von Qigong mit „Atemübungen" unzureichend. Qi ist als komplexer Begriff ebenso unübersetzbar wie das Sanskritwort Prana, Pneuma, bzw. die Vis Vitalis der älteren europäischen Philosophie.

Den oben angeführten Zuordnungen zum Begriff Qi ist gemeinsam ein Fließen, Strömen, Durchdringen. Die Wege, auf denen das Qi im (menschlichen) Organismus kreist, sind die Meridiane (Leitbahnen), die Kraft, die das Qi bewegt, ist die Atmung.

Die drei Schätze

„Am Himmel gibt es drei Schätze: Sonne Mond und Sterne
Der Mensch hat drei Schätze: Qi, Jing und Shen"

Für das chinesische Denken sind Materie und Energie kein Gegensatz. Daher besteht der Mensch auch nicht aus Materie und Geist, (wie gelehrt wird,) sondern aus den „Drei Schätzen" der vor- und nachgeburtlichen Essenz, die für das Wachstum im allgemeinen verantwortlich ist, der universalen Lebenskraft des Qi, und aus Shen, dem Geist. Zum Geist gehört nicht nur das Denken, sondern auch Emotionen. Diese Drei-in-Einem werden die „Drei Schätze" genannt, manchmal auch die „Drei Blumen" oder die „Drei Juwelen". Diese drei Energien sind ursprünglich ungetrübt, solange wir uns im Mutterschoß befinden. In ihrer reinen Form sind sie „ursprüngliche erzeugende Energien", „ursprünglicher Dampf", „ursprünglicher Geist". Wenn wir die Luft der Erde atmen, denken und abhängig werden von den Dingen der Welt, werden Jing, Qi und Shen unrein. Das Ziel des inneren alchemistischen Prozesses ist es, diese drei Energien zu sammeln und zu erneuern, sie zu veredeln und sie in den ursprünglichen Zustand zurückzuverwandeln.

Qi (Funktion, Aktivität, Energie)
Qi ist der aktive und subtilere Aspekt der allumfassenen ursprünglichen Energie; es ist der Impuls aller Bewegungen, oder wie man sagen könnte, es ist die Bewegung selbst. Qi ist ein weiterer Baustein zur Entstehung des menschlichen Körpers und hält die lebendigen Prozesse im Körper aufrecht, in Ordnung, wärmt, bewahrt und schützt. Es hält Yin und Yang in Harmonie. Es manifestiert sich auf körperlicher Ebene, wie auf geistiger Ebene, es verbindet beide.
Qi entspricht den Funktionen und Aktivitäten der inneren Organe und der Körperstruktur (z.B. das Qi der fünf Speicherorgane und sechs Hohlorgane, das Qi der Meridiane usw).

Es wird unterschieden:

1. Yuan Qi   Ursprüngliches Qi, Primäres Qi
2. Shui Gu Qi   Nahrungs Qi
3. Zong Qi   Essentielles Qi
4. Zhen Qi   Wahres Qi
5. Ying Qi   Bauenergie
6. Wei Qi   Abwehr Qi

„Der Mensch ist von Qi umgeben, und das Qi ist im Menschen. Himmel und Erde sind erfüllt von Qi, und von allen Lebewesen der Welt gibt es keines, das ohne Qi leben könnte. Wer das Qi meistert, nährt den Körper von innen."

Jing-Essenz

Jing gilt in der chinesischen Medizin als die Grundmaterie, aus der der menschliche Organismus besteht. Sie ist die Wurzel des Lebens, die Energie des Wachstums und der Veränderung. Das Jing der Eltern liefert die angeborene „Essenz" oder das „vorgeburtliche Jing" das alle Wachstumsinformationen enthält. Dazu kommt dann das „nachgeburtliche Jing", für das die Ernährung und die Atmung sorgen. Das „vorgeburtliche Jing" wird verbraucht und durch das nachgeburtliche Jing ausgeglichen. Es ist verantwortlich für die innersekretorischen Vorgänge, für den Hormonhaushalt, für Wachstum und für den sexuellen Reifungsprozeß. Wenn der Körper kein Jing mehr erzeugen kann, stirbt er. Das „Neijing" beschreibt den normalen physiologischen Lebensprozeß als stufenweise Veränderung des Jing im Rhytmus von sieben Jahren bei Frauen beziehungsweise acht Jahren beim Mann.

Jing wird in den Nieren bewahrt (Essenz, und zwar sowohl Essenz des frühen Himmels als auch Essenz des späten Himmels), die fundamentale Substanz des Lebens (diese hat Yin-Charakter). Die Nieren bewahren und speichern Mingmen-Feuer. die fundamentale Energie (Qi), die das Leben erzeugt und bewahrt (die Energie hat Yang-Charakter).

„Die Essenz als einen Schatz zu behandeln, das ist der Weg der Gesundheit. Wenn man die Essenz weitergibt, entsteht neues Leben, wenn man die Essenz bewahrt, stärkt sie den Körper".
Tao Hongjing; ein Arzt und Qigong - Meister des 16. Jh

Shen

Shen ist Qi auf der Ebene der geistigen Funktion, die Fähigkeit, die sinnlichen Wahrnehmungen und Emotionen zu interpretieren, die Fähigkeit zu beobachten, zu unterscheiden und zu entscheiden, zu analysieren und Schlüsse zu ziehen. Durch die Kultivierung des Qi gewinnt Shen an Kraft. Shen ist immateriell, eine Funktion und kann zusammengefaßt werden als Summe aller seelischen, gedanklichen und geistigen Aktivitäten des Menschen. Shen wird vorwiegend übersetzt mit „Geist" Shen ist eine Funktion des Großhirns und wird vom Herzen kontrolliert.

„Das Herz ist der Herscher,
von ihm geht die Klarheit des Geistes aus."
Suwen

Vorhimmlisches, vorgeburtliches Qi, Xiantianqi

Wenn wir die Entstehung eines Menschen betrachten, so steht auch energetisch am Anfang eines jeden individuellen Lebens die Vereinigung der Essenz der Frau (Tautropfen) und der Essenz des Mannes (Tauperle). Diese Essenzen werden Jing genannt. Sie bilden das aus den Anlagen und den feinsten Energien von Frau und Mann sich vereinende Vermögen, neues Leben zu zeugen. Zu einer wirklichen Einheit, dem ersten Stadium der embryonalen Entwicklung, kommt es aber nur durch Shen. Shen, die kosmische geistige (Kraft), Wirkkomponente ist es, die den beiden, sich vereinenden Jing (Essenzen) jene Qualität gibt, die uns berechtigt von Menschen zu sprechen. Shen verhilft Jing, sich zu verbreiten, auszudehnen, zu entfalten sein Potential wirklich zu entwickeln.

Schon im Embryo bildet Shen den aktiven, aktivierenden Teil von Jing im Mingmen, nicht identisch mit dem Akupunkturpunkt DM 4, ist jene energetische Struktur, aus der heraus die vereinten Jing und Shen das Yuanqi bilden.

Yuanqi bleibt von nun an der aktivierende, aktive Aspekt des Jing und entwickelt und differenziert das Leben. Entwicklung und Differenzierung des Lebens gehen vom ersten Augenblick mit der Herausbildung von Gefäßen, Leitbahnen, d.h. qualitativ gerichteten Energieabläufen einher.

Das erste Gefäß der Embryonalentwicklung ist der **Chongmai** (Sondermeridian) der mächtige Durchgang, in dem reichlich und lebhaft Qi fließt. Der Chongmai ist gleichsam die innere Verbindungs- und Verschmelzungslinie des Yin- und Yang-Aspektes werdenden (beginnenden) Lebens. Sein Yang-Aspekt, denn es ist das Yang, das entstehen und entwickeln läßt, ist der **Dumai**, das zweite Gefäß, aufsteigend und von nun an das primäre Yang bildend.

Das dritte Gefäß der Embryonalentwicklung ist der **Renmai,** das primäre Yin, vom oberen Pol absteigend. In diesen drei Leitbahnen zirkuliert Jing, genährt von der Mutter.

Als vierte Leitbahn entwickelt sich der **Daimai** als einzige horizontal verlaufende Bahn. Der Daimai verbindet Dumai und Renmai und reguliert die Jing-Zirkulation des Auf- und Absteigens.

Mit diesen vier Gefäßen hat sich die erste grundlegende Leitbahnstruktur herausgebildet. Diese vier Gefäße werden auch die „Wundergefäße der ersten Generation" genannt. Sie sind auch nach der Geburt sowohl im Qigong, als auch in der Akupunktur sehr wichtig.

Die vier weiteren Leitbahnen, die **Yang-** und **Yinqiaomai** Yang- und Yin-Beweger, dehnen den Embryonalkörper symmetrisch nach allen Richtungen hin aus, während **Yang-** und **Yin-Weimai,** Yang- und Yin-Schützer, eben diese Ausdehnung eingrenzen, regulieren, schützen.

Zusätzlich zu dieser Herausbildung und Entwicklung der Qi Jing Bamai (der acht unpaarigen oder sonderbaren Gefäße Meridiane) wird der Embryo aus den zwölf Hauptleitbahnen (Jingmai) der Mutter von Qi und Xue (Blut) ernährt und entwickelt seinerseits diese Gefäße entsprechend dem Yin/Yang der kosmischen Entwicklung.

Die Himmelsstämme (Meridiane), beginnend mit der Leber- Leitbahn im ersten Monat, der Gallenblasen-Leitbahn im zweiten Monat usw. Bis sich im 10. Monat die Blasen- Leitbahn vollendet. Aktiv werden diese Jingmai unmittelbar nach der Geburt durch die Öffnung der Lungen mit dem ersten Schrei. Mit diesem ersten Schrei nimmt das Neugeborene erstmalig aktiv Tianqi – himmlisches Qi in Form des Atmungs-Qi, auf. Dieses verbindet sich mit dem noch vorhandenen Magen Qi der Mutter und bildet Zongqi (Essentielles Qi). Zongqi regelt den Kreislauf, nährt Herz und Lunge gibt der Stimme die Kraft, wärmt und ernährt die Nieren Damit ist die Xiantian – Vorhimmlische-vorgeburtliche Entwicklung abgeschlossen.

„Lerne ertragen,
die Fehler der Menschen
bist Du doch selbst der Fehler nicht frei,
lerne geduldig sein - lerne verzeihn,
lerne die Liebe - sie hilft Dir dabei
lerne auch schweigen
und lerne frei reden,
immer zur rechten Zeit.
Lerne zum Gut sein -
immer bereit.

Karl Kettenhuber

Dieses Gedicht schrieb mein Vater mir und meiner Schwester in's Stammbuch.

Nachhimmlisches, nachgeburtliches Qi, Houtian Qi

Mit dem Kopf, der den Himmel in uns repräsentiert, nach unten werden wir geboren, im 10. Monat, den zehn Himmelsstämmen entsprechend, während der Embryonalzeit versorgt von den Qi Jingbamai, den acht Versorgungswegen, die im Leib die kosmische Ordnung widerspiegeln. Und wir kommen auf die Erde und stehen von nun an zwischen Himmel und Erde, beiden Einflüssen ausgesetzt und wir beeinflussen beide. Es sind die zwölf Leitbahnen-Jingmai, nachgeburtlich den zwölf Erdenzweigen entsprechend, die nun das Qi des Nachhimmels, des späten Himmels, das nachgeburtliche Qi, fließen lassen. Ein weiteres Ordnungsprinzip, dem wir hier auf der Erde entsprechen, sind die fünf Wandlungsphasen. Fünf ist die Zahl der Erde, unserer Erdmitte, und es sind die ursprünglich fünf Zang (Vollorgane)- und fünf Fu (Hohlorgan)-Funktionskreise, die für den körperlichen, emotionalen, sinnlichen, psychischen, geistigen Erhalt, das Wachstum, die Entwicklung, den Fortbestand, Verfall und den Tod der Person in den Mittelpunkt treten. Alle himmlischen Konstellationen so wie irdische Ereignisse sind von Anfang, an die Zang Fu gebunden. Deren Entwicklung ist durch einen Reifezyklus von sieben Jahren bei Frauen und acht Jahren bei Männer strukturiert.

Die Nierenenergie eines Mädchen erlebt im Alter von sieben Jahren eine Fülle, ihre Milchzähne werden durch die zweiten Zähne ersetzt, ihr Haar wächst. Mit 14 tritt der Tau des Himmels (die Menstruation) ein, das Konzeptionsgefäß beginnt zu fließen, das Durchdringungsgefäß – Chongmai ist in Blüte, die Blutungen kommen regelmässig und sie kann empfangen. Mit 21 erreicht die Nieren-Essenz einen Höhepunkt, die Weisheitszähne brechen durch, das Wachstum ist auf dem Höhepunkt. Mit 28 werden Sehnen und Knochen stark, das Haar wird am längsten, und der Körper ist stark und blühend. Mit 35 werden die Yang Ming-Leitbahnen schwächer, das Gesicht beginnt zu welken, das Haar beginnt auszufallen. Mit 42 sind alle drei Yang-Leitpaare schwach, das Gesicht wird dunkler, das Haar beginnt zu ergrauen. Mit 49 ist das Konzeptionsgefäß leer, das Durchdingungsgefäß erschöpft, der Tau des Himmels trocknet aus, die Erdpassage (Uterus) ist offen, so daß Schwäche und Unfruchtbarkeit einsetzen.

Beim Manne erreicht die Nierenenergie eines Knaben mit acht eine Fülle, Haare und Zähne wachsen. Mit 16 ist seine Nierenenergie noch stärker, der Tau des

Himmels (Sperma) tritt ein, die Essenz ist üppig und in Fluß, Yin und Yang sind in Harmonie, und er kann ein Kind zeugen. Mit 24 erreicht die Nierenenergie einen Höhepunkt. Mit 32 sind die Sehnen und Knochen am stärksten, auch die Muskeln sind gut ausgebildet und voller Kraft. Mit 40 beginnt eine Nierenschwäche, das Haar beginnt auszufallen, die Zähne werden locker. Mit 48 ist das Yang Qi erschöpft, das Gesicht wird dunkler, das Haar ergraut. Mit 56 ist die Leberenergie geschwächt, die Sehnen können sich nicht bewegen, der Himmelstau trocknet aus, die Niere wird schwach, der Körper beginnt alt zu werden. Mit 64 sind Haare und Zähne verschwunden.

Das ist der natürliche Prozeß des Werdens und des Verfalls, der Rhythmus des Jing, sofern weder der Abbau (durch falsche Ernährung, Streß, extrem falsche Lebensführung) beschleunigt, oder durch Kultivierung (bewahren des Jing, Qigong-Praxis) verzögert wird.

Himmelsstämme und Erdenzweige

Die chinesische Astronomie (und Astrologie) kennt Zyklen von 12 Jahren, die jeweils einem Meridian entsprechen und mit einem Tiernamen gekennzeichnet wurde:

Ratte	Gallenblase	Holz
Rind	Leber	Holz
Tiger	Lunge	Metall
Hase	Dickdarm	Metall
Drache	Mage	Erde
Schlange	Milz Pankreas	Erde
Pferd	Herz	Feuer
Schaf, Ziege	Dünndarm	Feuer
Affe	Harnblase	Wasser
Hahn	Niere	Wasser
Hund	Kreislauf	Feuer
Schwein	3E	Feuer

Diese Zuordnungen sind zwar grob, können aber durch Einbeziehung des Monats und der Doppelstunde der Geburt verfeinert werden. Nach Auffassung der Chinesen schaffen die 10 Himmelsstämme mehr unsere geistige, gedankliche und emotionale Ausrichtung, während die 12 Erdenzweige unsere materiellen Körper und unser soziales Verhalten beeinflussen.

Wichtige Energieformen

Wir nehmen Nahrung zu uns, und diese Nahrung ist ausgestattet mit einem Energiepotential, das wir Guqi nennen. Es ist der Funktionskreis des Magens, der dieses in der Nahrung enthaltene Guqi zu extrahieren (herausziehen) vermag durch das Zerkleinern, Verfeinern, eine Arbeit die bereits im Mund beginnt. Und Guqi nennen wir auch jenen Teil, den der Magen aus der Nahrung extrahiert und der dem Körper als physiologische Energie zur Verfügung steht.

Wir leben nicht vom Brot allein und nicht bloß die Liebe geht durch den Magen. Wenn wir vom Magen sprechen, dann ist hier niemals vom Magen unserer Anatomie oder der Physiologie die Rede sondern von einem Funktionskreisgefüge, das Energie, die in uns eindringt, aufbereitet, so daß sie uns ernähren kann. Und niemals verstehen wir unter Nahrung bloß Speisen und Getränke; vielmehr sind es alle in uns eindringenden, von uns aufgenommenen Energiequalitäten, gleichgültig, ob emotionale, gedankliche, sinnliche oder geistige Qualitäten.

Aus allen müssen, um leibeigene Persönlichkeitsqualitäten zu werden, vom Funktionskreis des Magens ihre Guqi extrahiert werden oder abgestoßen werden. Der Funktionskreislauf des Magens ist eine erste Entscheidungsinstanz dafür, ob wir überhaupt diese Energie aufnehmen und annehmen, weiteren Reinigungs- und Verfeinerungsprozessen zugänglich machen, oder ob wir es abstoßen, wobei das Abstoßen des Magens in der ihm eigenen Weise erfolgt: er kehrt seine Energierichtung um und wir erbrechen.

Wird das Guqi aufgenommen, so leitet der Yang-Funktionskreis des Magens weiter zum Yin- Funktionkreis der Milz. Der Funktionskreis der Milz nimmt diese Energie auf und verteilt sie auf verschiedene Arten: die Geschmacksenergie – Wu Wei, die fünf Geschmacksqualitäten werden von der Milz aus unmittelbar und direkt den Zang (Vollorganen) zur Verfügung gestellt, entsprechend ihrer jeweiligen Korrespondenz:

Der Funktionskreis der Milz behält das Süße,
der der Lunge erhält das Scharfe,
der der Nieren das Salzige,
der der Leber das Saure und
der des Herzens das Bittere.

Der Funktionskreis der Milz verteilt aber auch noch auf anderen Wegen: die Nahrungsessenz von der Milz via Chongmai „ nach oben" befördert zum Funktionskreis der Lunge. Dort sitzt, wie wir bereits wissen, das Zong Qi , das sich mit dem ersten Atemzug des Kindes und dem noch von der Mutter stammenden Gu-qi gebildet hat und das den Atemrhythmus reguliert. Nach der Geburt kommt das aus der Nahrung erworbene Guqi von der Milz zur Lunge und mischt sich mit dem Atmung Qi woraus Yingqi entsteht. Yingqi, auch Bau- oder Nahrungs-energie genannt, zirkuliert in den zwölf Jingmai, unterhält die Zang Fu und wird als Kraftreserve in dem Funktionskreis der Milz gespeichert.

Das Yingqi der Milz ist der materielle Anteil Konstitution (Gestalt), die die Er-scheinungsweise des Körpers wesentlich mitgestaltet. Magen und Milz bilden eine vielfach gekoppelte Einheit, sie sind die Grundlagen des späten Himmels. Der Magen liebt die Feuchtigkeit verabscheut die Trockenheit. Er ist die **erste** Reinigung und Verfeinerungsinstanz, die das Guqi mit seiner Flüssigkeit ver-mischt, was wir von nun an Gushui – Nährstoffe nennen können.

Was der Magen aus diesem Guqi nicht extrahiert, wird nach unten weitergeleitet zum Dünndarm, der **zweiten** Reinigung und Verfeinerungsinstanz. Der Funk-tionskreis des Dünndarms nimmt diese Nährstoffe auf, verwandelt und „berei-chert" sie und trennt die feinen und groben, klaren und trüben, festen und flüs-sigen Bestandteile und verteilt sie verschiedenartig weiter. Die feinen und klaren Essenzen (Shui Gu Jingwei) werden aufgenommen und ebenfalls der Milz zur Verfügung gestellt für ihren Transportprozeß zur Lunge. Die flüssigen Bestandteil werden zur Blase geschickt, wo mit diesem und anderen Blaseninhalt das Weiqi (Abwehrqi) gebildet wird. Den trüben, groben Anteil des Guqi leitet der Dünn-darm zum Dickdarm weiter.

Der Dünndarm-Funktionskreis zeichnet sich durch seine Nähe zum Fürsten aller Zang (Vollorgane Leber, Herz, Milz-Pankreas, Lunge und Niere), dem Herzen aus, sein Reinigung und Verfeinerungsprozeß ist daher von enormer Bedeutung, weil dieser Prozeß hochgradig auf das ethische-moralische Verhalten einer Person wirkt. Je feiner der Dünndarm seine Verwandlungsarbeit vollzieht, um so klarer und differenzierter die Persönlichkeit. Der Dickdarm als **dritte** Reinigung und Verfeinerungsinstanz erhält trübes Guqi und absorbiert das in diesen Nährstoffen enthaltene Wasser, dickt damit den Kot ein und scheidet ihn durch die „Pforte des Gesäß" aus. Die wäßrigen Teile, die der Dickdarm aus dem Gu-Shui ab-sorbiert, schickt er zu den Nieren, besser: zur Wasserniere. Der **vierte** Reinigung und Verfeinerungsinstanz wird vom Funktionskreis der Nieren übernommen. Die Nieren nehmen verschiedene Flüssigkeiten auf: erstens diejenige, die vom Dickdarm absorbiert wird, zweitens auch diejenigen Flüssigkeiten, die durch den aufsteigenden Prozeß des Guqi via Chongmai zur Lunge gelangt sind und dann von der Lunge aus sich über den ganzen Körper ergießen entlang des Shui-Dao, das sind die Wege des Wassers via dreifacher Erwärmer.

In den Nieren nun werden die Flüssigkeiten weiter verarbeitet, wobei von ihrem feinen Anteil zwei Aspekte unterschieden werden können. Der erste Aspekt der Jin Ye können wir Ye nennen.

Den zweiten Aspekt der Jin Ye, Jin ist der flüssige Anteil der sich, von den Nieren ausgehend, via Chongmai bis zu den Lungen hoch bewegt, sich dort mit Yingqi verbindet, in das Herz hinabsteigt und von der Qualität der Herzenergie beseelt wird und eine rote Färbung erhält. Diesen flüssigen, roten, beseelten und durch Jin materialisierte Teil des Ying nennen wir Xue, was normalerweise mit Blut übersetzt wird. Xue ist der am meisten materialisierte Teil von Ying (Bauenergie), gleichzeitig aber in höchstem Maße durch die Herzenergie mit Shen behaftet und durch Lungen wie Herz-Qi mit rhythmisierenden Dynamik, ausgestattet.

Das was die vierte Reinigung und Verfeinerungsinstanz, die Nieren nicht umwandeln können, nennen wir das Trübe. Diese trüben Flüssigkeitsbestandteile gelangen zur Blase, unserer letzten und **fünften** Reinigung und Verfeinerungsinstanz. In der Blase vollzieht sich mit Hilfe der energetische Stützung der Nieren-Yang eine Differenzierung des Trüben in einen klaren und einen trüben Anteil. Den trüben Anteil des Trüben nennen wir Urin, der von der Blase ausgeschieden wird. Der Klare Anteil des Trüben wird, dank der wärmenden Funktion des Nieren-Yang, durch die „Poren der Blase" nach oben zur Lunge hin diffundiert. Dieser Anteil nenne wir Wei Qi, Schutz- oder Abwehrenergie. Das Wei Qi benutzt, um zur Lunge zu kommen, ebenfalls den Chongmai. Unter dem großen Schirm der Lunge treffen sich also Wei Qi und Ying Qi, beide aus dem Gu Qi entstanden, gehen aber verschiedene Wege. Wei Qi zirkuliert tagsüber in den Jin Mai (den Muskelleitbahnen), wärmt, versorgt die Muskeln und Sehnen, öffnet und schließt die Poren, wärmt die Haut, geht nachts nach innen, zirkuliert und wärmt hier entsprechend dem Ko-Zyklus der Wuxing sämtliche Zang Fu. Wei Qi ist leicht und flüchtig.

Das Ying Qi hingegen fließt innerhalb der zwölf Jingmai, beginnt seine Zirkulation am Zhong Fu (Lunge 1) und leitet den Fluß ein, den wir von der Meridianuhr kennen.

Damit haben wir die grundlegenden Energiequalitäten des Qi Körpers kennengelernt. Wenn alle Qi Aspekte ihre qualitativ richtige Prägung haben, geregelt auf und absteigen, dank der transformatorischen Wirkung des Qi Hua sich ineinander umwandeln können, je nach Bedarf und Lebensrythmus, dann sprechen wir vom Zheng-Qi dem aufrechten, geraden Qi (Qi orthopaticum).

Dies bezeichnet unsere energetische Kapazität, fremde und schädliche Wirkun-

gen abzuwehren oder zu kompensieren und eventuell Disharmonien der physiologischen Kreisläufe zu korrigieren. Zheng-Qi ist gerichtet, aufrecht, entsprechend des jahreszeitlichen Kreislaufes und der Natur des Individuum. Es ist
Gegensatz zu Xie Qi, dem schädlichem Qi.
Dieses Verfeinern, Reinigen, Zirkulieren, Ausscheiden, Speichern, Umwandeln
ist ein immer währender gleichzeitiger Prozeß. Mit Qigong lernen wir nötigen-
falls diese Prozesse zu steuern, zu korrigieren, bei sich und bei anderen.

Yuan Qi – Primäres Qi

In Yuan Qi klingt der vorgeburtliche Aspekt an, insofern diese Energiequalität
der Zeugung vorausgeht, die Zeugung lenkt und leitet. Diese Energie zielt darauf
ab, diejenigen Charakteristika zu unterhalten, die die Spezies (Art) in jedem Individuum bewahren. Yuan Qi wird uns durch die Eltern übertragen. Es ist akti-
viertes, für den Bestand und die Vitalität eines Individuums eingesetztes Jing, es
ist die Quelle allen Lebens, während der gesamten Existenz einer Person. Yuan
Qi geht aus dem Nierenfunktionskreis hervor, es wird auch von einer „angeborenen Konstitution" (Körperform) gesprochen.
Den energetischen Qualitäten des Ying Qi und des Yuan Qi sowie ihr Verhältnis
zueinander kommt insofern eine große Bedeutung zu, als sie beide dem Nierenfunktionskreis entspringen. Ying Qi wurde dabei der linken, Yuan Qi der rechten Niere zugeordnet, der Wasser- und Feuer-Niere. Es ist jener Aspekt, im Bestreben aller medizinischen wie alchimistischen Verfahren, in der die Bedeutung
des Feuers unter dem Wasser betont wird und versucht wird, das Wasser durch
den Feuerungsprozeß zu aktivieren. Yuan Qi entspricht dabei dem Mingmen.
Mingmen wird übersetzt als Lebenstor, Schicksal, Befehl, Auftrag, Mandat des
Himmels. Insofern wir Therapien nicht bloß als Wiederherstellung körperlicher
Tüchtigung, sondern als Reifung ansehen, werden wir mit dem Yuan Qi und dem
Mingmen arbeiten. Akupunktorisch, in dem die Yuan Punkte, in denen das
Yuan Qi sich bevorzugt ansammelt, und im entsprechendem Zyklus der 10 Him-
melsstämme bevorzugt mit Qi versorgt werden. Im Qigong, in dem durch At-
mung und Aufmerksamkeit das Feuer des Yuan Qi beständig entfacht wird und
so die Trinität Jing, Qi und Shen vereint werden kann.

Shuigu Qi – Nahrungsqi

Heißt auch „Wasser- und Getreide-Qi" und repräsentiert die erste Stufe der Umwandlung von Wasser und Nahrung in Energie. Die in den Magen aufgenommene Nahrung wird durch Milz und Magen transformiert in Shuigu Qi, das aber
in dieser Form für den Körper noch nicht verwertbar ist. Über den mittleren 3E

(Zu den Fu-Organen gehört auch das als Dreifacher Erwärmer bezeichnete „Organ". Darunter wird jener Funktionskreis verstanden, der das chemische Milieu des Organismus regelt und aus der Zusammenwirkung von Atmung, Verdauung und Urogenitalsystem besteht). Wird das Nahrungs-Qi in die Brust transportiert und dort in den Lungen mit Atemluftenergie vermischt so entsteht das „Essentielle-Qi", das den Körper nährt und lebendig erhält.

Zong Qi – Essentielles Qi

Es ist die angeborene Anlage zum ersten Schrei, bei dem sich die Jing Luo (Meridiane) öffnen, das Tian Qi, (das himmlische Qi), in Form des ersten Atemzuges in die Lungen des neuen Menschen eindringt, Atmungs-Qi verbindet sich dort mit dem Gu Qi des Säuglings, das bei ihm in dieser Situation noch von der Mutter stammt. Das Gu Qi der Mutter, ihre irdische Enerie und das Atmungs-Qi, die himmlische Energie, verbinden sich zum Zong Qi; bei Porkert „Ahnen-Qi genannt. Nach dem ersten Saugen vermischt sich Gu Qi der Muttermilch, absorbiert vom Magen und der Milz des Säuglings, und sein Atmung-Qi zu nachgeburtlichem Zong Qi und veranlassen sämtliche rhythmischen Bewegungen des Organismus, d. h. alles Lebendige. Am deutlichsten und zutiefst erfahren wir diese Bewegungen im Atemrhythmus. Zong Qi wird im oberen Erwärmer gesammelt (Zentrum der Brust RM17). Diese rhythmisierende Bewegung fließt sowohl über die Atemwege, als auch über die Leitbahnen, zunächst der des Herzens ab, wird nach unten geleitet und trifft und vereint sich dort mit dem Yuan Qi. Aus dieser Vereinigung von oben und unten entsteht das Zhen Qi; das wahre, echt, wirkliche, reale Qi. Nun sind sämtliche angeborenen und erworbenen Energien synthetisiert vereinet. Es ist das der Einzelperson inhärente (unmittelbar zugehörig), wirklich zur Verfügung stehene Qi. Von diesen Zhen Qi sprechen wir, wenn wir die Nieren als Grundlage für das eigentliche, wahre, echte, etc. Yang und Yin des Gesamtorganismus erwähnen.

Zong Qi nährt Herz und Lungen, es steuert über das Herz den Blutkreislauf, es bestimmt die Kraft der Stimme, es reguliert den Kreislauf des Jing Qi; d.h. das Qi der Meridiane, insbesondere wird dieses Qi in die Extremitäten und dort besonders in die Innenhand und die Finger geleitet. Bei zuwenig Zong Qi sind Hände und Füße kalt. Eine weiter Aufgabe des Zong Qi besteht darin, absinkend zu den Nieren diese zu wärmen und zu ernähren. (Als Wechselwirkung steigt das Yuan Qi aus den Nieren auf in die Lungen und kontrolliert dort die Ausatmung).

Zhen Qi – Wahres Qi

In der Transformation der Nahrungsenergie ist dies die letzte Stufe, und dieses

Qi zirkuliert in den Meridiane entweder als Wei Qi oder als Ying Qi.

Ying Qi – Bauenergie

Der aus dem Shuigu gewonnene Energieaspekt gelangt vom Magen zur Milz, wird dort unter Zuhilfenahme der Energie von Gallenblase und Leber in einem Wandlungsprozeß (Bian Hua) in Gestalt einer Flüssigkeit transformiert und via Chongmai zur Lunge geschickt. In diesem Mischungs- und Transportverfahren diffundiert sowohl etwas trübe Flüssigkeit des Magens nach oben und bildet den physiologischen Zungenbelag, als auch klare Milzenergie, die den physiologischen Speichel bildet. (Dieser ist zu unterscheiden vom Speichel der Nieren, deren Essenz – Jing – an der Zungenwurzel austritt, entweder durch Qigong oder durch Stimulation des Fu Liu [Niere 7]). Der Milzsaft begegnet in der Lunge dem Atmungs-Qi und aus ihrer Synthese entsteht Ying Qi, Bau-Nahrungsenergie, die von nun an als neutrale Energiequalität, ausgehend von der Lungenleitbahn durch sämtliche Jing Mai zirkuliert und alle Zang Fu mit ihren nährenden Qualitäten versorgt. Der Kreislauf des Ying Qi beginnt im mittleren Erwärmer (Leibeshöhle), steigt auf zum Zhong Fu; Lunge 1, und durchläuft alle Jingmai bis zum Punkt Qimen Leber 14, entsprechend der „Organuhr". Vom Ende der Leberleitbahn fließt das Ying Qi in den Dumai und folgt dem tiefen inneren Verlauf der Leberleitbahn bis zum Baihui (DM 20). Von dort fließt das Ying Qi abwärts entlang des Dumai und verbindet sich am Huijin (RM 1) mit Renmai, steigt entlang des Renmai aufwärts bis zum Punkt Tiantu (RM 22) und erreicht von hier aus, über den Punkt Que Pen (Magen 12) fließend, wieder die Lunge. Dieser Kreislauf, wiederholt sich während des Tages und der Nacht jeweils fünfundzwanzigmal: Überschüssiges Ying wird in dem Funktionskreis der Milz gespeichert und kann sich bei Bedarf in Jing-Essenz verwandeln.

Wenn Ying Qi sich verbindet mit dem klaren Flüssigkeitsanteil, der aus den Nieren kommt, zum Herzen geleitet wird und dort rot und mit Shen beseelt wird, entsteht Xue Blut, der stofflichste Aspekt des Jing. Ying Qi wird durch die Nadel der Akupunktur aktiviert oder beim Qigong bewegt und gelenkt.

Wei Qi – Wehrenergie (Schutzenergie)

Dies ist der zweite Aspekt des Zheng Qi; Wei Qi, die aktive Wehr-Abwehrenergie, erscheint als letzte der physiologischen Energien, denn sie ist Ergebnis der fünften und letzten Reinigungs- und Verfeinerungsinstanz, der Blase. Die Blase erhält flüssige Energien vom Dünndarm und das Abfallprodukt aus dem Reinigungs und Verfeinerungsprozeß der Nieren. Was die Nieren nicht in Jin Ye Körperflüssigkeiten) umwandeln, erscheint als Trübes in der Blase. In der Blase selbst diffundiert mit Hilfe des Nieren-Yang aus der angesammelten Flüssigkeit, durch Erwärmung, Wei Qi durch die Poren der Blase und wird durch den Dreifachen Erwärmer nach oben zur Lunge geführt, von wo aus das Wei Qi zirkuliert.

Wei Qi zirkuliert oberflächlich durch die Haut und die Muskelbahnen Jinmai, wärmt und nährt sie befeuchtend, damit den Körper gegen eindringende pathogene Enerien (Waisu) schützend. Diese Zirkulation des Wei Qi verläuft tagsüber. Beim morgendlichen Aufwachen sinkt das Wei Qi wie ein Wasserfall nach unten und durchflutet den ganzen Körper, indem es von Energiestellen des Kopfes ausgehend, sämtliche sechs Yang-Leitbahnen der Hand und des Fußes durchströmt, um dann von den Füßen aus ein neuerlicher Zyklus beginnt. Dies wiederholt sich 25mal täglich. Während der Gallenblasen Maximalzeit von 23-1 Uhr richtet sich der aufsteigende Fluß des Wei Qi entlang des Yinqiao Mai (Sondermeridian) aber nicht bis zu den Augen, sondern dringt in die Tiefe in die Nieren ein und reinigt, wärmt, befeuchtet, stärkt jedes einzelne Zang in der Reihenfolge des Ko-Zyklus: Von den Nieren ausgehend das Herz, die Lunge, die Leber, die Milz die Nieren und sofort, bis ebenfalls nach einem 25maligen Zyklus das Wei Qi am Morgen wieder an den Augenwinkeln an die Oberfläche tritt und den Tageszyklus von neuem beginnt.

Die grundlegenden Qi-Funktionen sind:
Umwandeln, Transportieren, Halten, Heben, Schützen, Wärmen.

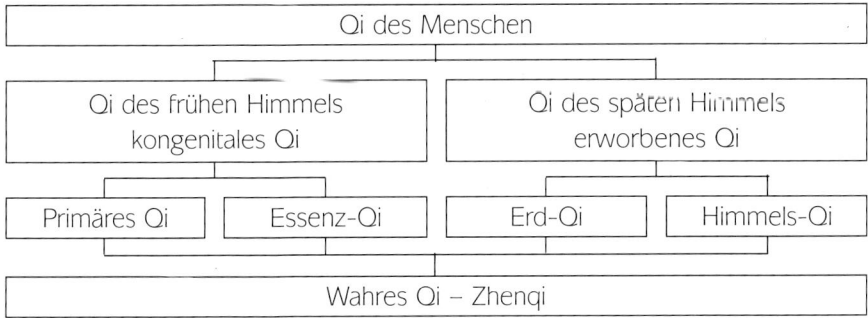

Das tägliche Affirmationsprogramm

Thymusdrüse	Ich liebe Ich glaube Ich vertraue
	Ich bin dankbar und mutig
Lunge	Ich bin tolerant Ich bin bescheiden
Leber	Ich bin aus tiefstem Herzen froh und glücklich
	Ich mache auch andere glücklich
Gallenblase	Ich nehme jeden Menschen so an, wie er ist
	Ich wende mich anderen voller Liebe zu
	Ich bin ausgeglichen und friedlich
Milz Pankreas	Ich bin voller Sicherheit und Selbstvertrauen
	Ich glaube und vertraue auf meine Zukunft
Niere	Ich wende mich meinem Partner voller Liebe zu
	Meine sexuellen Energien sind ausgeglichen
Dickdarm	Ich lasse los, was nicht mehr zu mir gehört
	Ich bin von Grund auf rein und gut
	Ich bin es wert, geliebt zu werden Alles ist gut so wie es ist
Kreislauf	Die Vergangenheit ist vorbei und kommt nie mehr wieder
	Gelassen und harmonisch gehe ich durch mein Leben
	Ich bin großzügig und tolerant
Herz	Ich verzeihe mir und anderen
	Ich liebe mich selbst, so wie ich bin
	Ich wende mich anderen voller Liebe zu
Magen	Ich nehme das Leben, so wie es ist
	Ruhig und gelassen gehe ich durch mein Leben
	Ich bin zufrieden
Schilddrüse	Ich bin leicht und beschwingt Ich bin hoffnungsfroh
Dünndarm	Ich denke wirklich positiv
	Ich weis, alles will mir nur dienen und helfen
	Mein Herz hüpft vor Freude
	Ich bin aus tiefstem Herzen froh und dankbar
Blase	Ruhig und gelassen gehe ich durch mein Leben
	Ich bin ausgeglichen und friedlich Es geht mir gut
Zum Abschluß	Ich bin stark und voller Liebe und erreiche sicher mein Ziel.

Sagen Sie jede Affirmation dreimal

Meridianlehre

Das Wort „Meridian" bedeutet in seiner ursprünglichen Form „Längenkreis" und kommt aus der Geographie. Ein Längenkreis ist eine von Erdpol zu Erdpol reichende Kreislinie, die Orte miteinander verbindet, an denen die Sonne zur gleichen Zeit „im Mittag" steht.

In der traditionellen chinesischen Medizin, TCM, verstehen wir unter Meridianen Leitbahnen, die sogenannten Energiebahnen, Energiekanäle oder Energie Passagen, es ist ein Leitungssystem im lebenden Organismus, vergleichbar mit dem Blutgefäßsystem oder dem Nervensystem. Unter Energie (Qi) ist nicht der physikalische – wissenschaftliche Begriff gemeint, sondern die „treibende Kraft" oder das Bewegliche.

Meridiane und Kollaterale

In der TCM heißen Meridiane „Jing Luo", d.h. Passagen oder Kanäle (Jing) und Kollaterale (kollaterale Gefäße oder Verbindungsgefäße), die mit „Luo" bezeichnet werden. Dieses Netzwerk gleicht einer U-Bahn, die alles miteinander verbindet, Arme, Beine, und Rumpf sowie die inneren Organe.

Meridiane verlaufen längs und die Kollateralen quer, jeweils auf linker und rechter Körperseite, also symmetrisch. Meridianpunkte könnte man als die Einstiegsstellen bezeichnen.

Qi, Xue (Blut) und Jin Ye (Körperflüssigkeiten) sind Grundelemente um den menschlichen Körper zu bilden und um dessen Lebensfunktionen aufrecht zu erhalten. Xue entspricht der Blutflüssigkeit und ist dem Yin zugeordnet, Qi stellt das Bewegliche, die treibende Kraft dar, es entspricht dem Yang. Jin Ye, die Körperflüssigkeiten, sind alle wäßrigen Substanzen im Körper. Sie werden dem Yin zugeordnet. Das Meridiansystem stellt ein zusätzliches Zirkulationsytem dar. Über den Verlauf der Meridiane und über die Anordnung einzelner Punkte bestehen auf Grund verschiedenster Überlieferungen und Auslegungen die unterschiedlichsten Auffassungen. Die hier beschriebenen Punktlokalisationen und Meridianverläufe erheben nicht absoluten Anspruch auf Richtigkeit, haben sich aber in der täglichen Praxis der Akupunktur, Akupunkturmassage und Qigong bewährt.

Quellpunkte: Werden je nach Zustandsbild zur Sedierung oder Tonisierung verwendet. Die zwölf Quellpunkte sind jene Orte, an denen sich die Energie manifestiert (Die Klassiker der Schwierigkeiten).

Tonisierungspunkte: Energie wird über diesen Punkt verstärkt zugeführt.

Sedierungspunkte: Energie wird über diesen Pukt abgeleitet.

Zustimmungspunkte: Die Zustimmungspunkte (befinden sich am Rücken) liegen auf der selben Höhe wie das entsprechende Organ, woraus auch ihre Wirkung durch die nervalen Segmente gegeben ist.

Alarmpunkte: Sie befinden sich jeweils an der Vorderseite des Körpers und sind bei akuten und oft bei chronischen Störungen druckschmerzhaft.

Kardinalpunkte: Über sie werden die sogenannten Wundermeridiane aktiviert und sie werden daher vor allem bei chronischen Erkrankungen eingesetzt. In der klassischen chinesischen Medizin wird jedem Meridian ein innerer Ast zugeordnet. Über diese inneren Verbindungen zu anderen Organen werden viele Wirkungen erklärt, welche sonst aus dem normalen, oberflächlichen Verlauf des Meridians schwer abzuleiten wären.

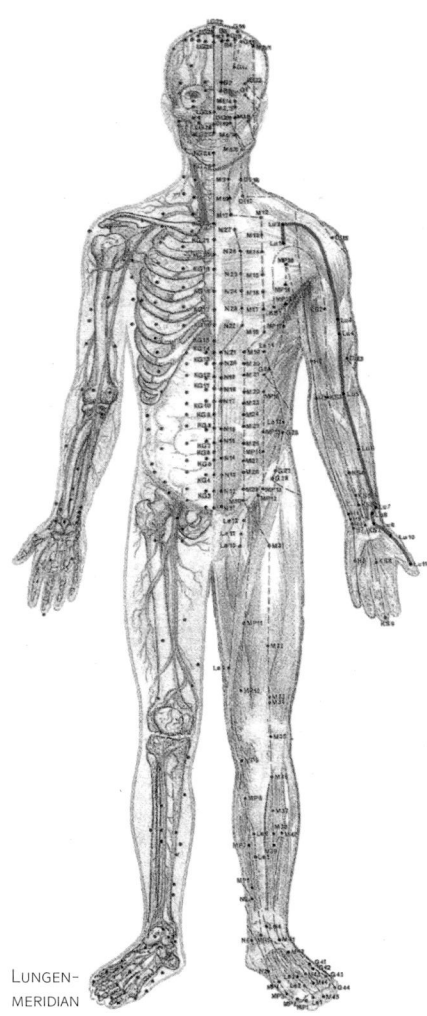

LUNGEN-
MERIDIAN

Lungenmeridian
(Shou-Tai Yin Fei Jing)

Bei den Chinesen wird der Lungenmeridian als erster Meridian des Energiekreislaufs angesehen. Anfangspunkt befindet sich vier Querfinger oberhalb des Mamillarhofes (Brustwarze) im Zwischenraum von erster und zweiter Rippe am Rand des Deltoidmuskels (Oberarmmuskel), läuft dann nach oben bis an den Rand des Schlüsselbeins und gelangt an der Innenseite des Oberarmes zur Ellbogenfalte (Lu 5). Von hier zieht er zum äußeren Ende der Handgelenksfalte (Lu 9), um über dem Daumenballen am Punkt Lu 11, seitlich der äußeren Nagelwinkelecke des Daumens zu enden. Der innere Ast hat Verbindung zur Lunge, der Luftröhre, dem Zwerchfell und dem Dickdarm.

Quellpunkt:	Lu 9
Tonisierungspunkt:	Lu 9
Sedierungspunkt:	Lu 5
Durchgangspunkt:	Lu 7
Alarmpunkt:	Lu 1
Zustimmungspunkt:	B 13
Kardinalpunkt:	Lu 7

Indikationen:

Allgemein: Atembeschwerden, Blasenstörungen, Herzbeschwerden, Blutdruckanomalien, Allergien, Juckreiz.
Muskulär: Bewegung der Schulter nach vorne, Beugung im Ellenbogen- und Handgelenk, Pronation (Einwärtsdrehung des Extremitäten) des Unterarmes (in Verbindung mit dem Dünndarm- Meridian).

Dickdarmmeridian (Shou Yangming Dachang Jing)

Vom Anfangspunkt am daumenseitig gelegenen Nagelwinkel des Zeigefingers führt er zwischen zweitem und drittem Mittelhandknochen zum äußeren vorderen Drittel des Unterarmes bis zum seitlichen Ende der Ellbogenfurche (Di 11). Von hier gelangt er über den Ansatz des Deltoideus (Oberarmmuskel Di 14) an der äußeren Seite des Oberarmes über das Schultergelenk (Di 15) zum vorderen Halsbereich und kommt über den Unterkiefer zum Mundwinkel vorbei zur Nasolabialfalte, der Trennung zwischen Nasenflügel und Gesicht. Innere Äste laufen zur Lunge und zum Dickdarm.

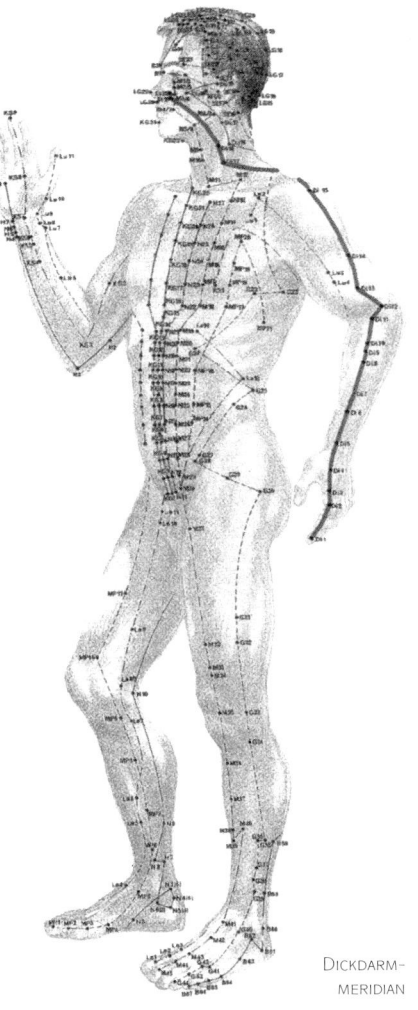

DICKDARM-
MERIDIAN

Quellpunkt:	Di 4
Tonisierungspunkt:	Di 11
Sedierungspunkt:	Di 2
Durchgangspunkt:	Di 6
Alarmpunkt:	M 25
Zustimmungspunkt:	B 25

Indikationen:

Allgemein: Beschwerden in seinem Verlauf, Tennis- Ellenbogen, Schulterbeschwerden, Veränderungen der Mundschleimhaut, Zahnschmerzen der vorderen vier Zähne des Ober- und Unterkiefers.

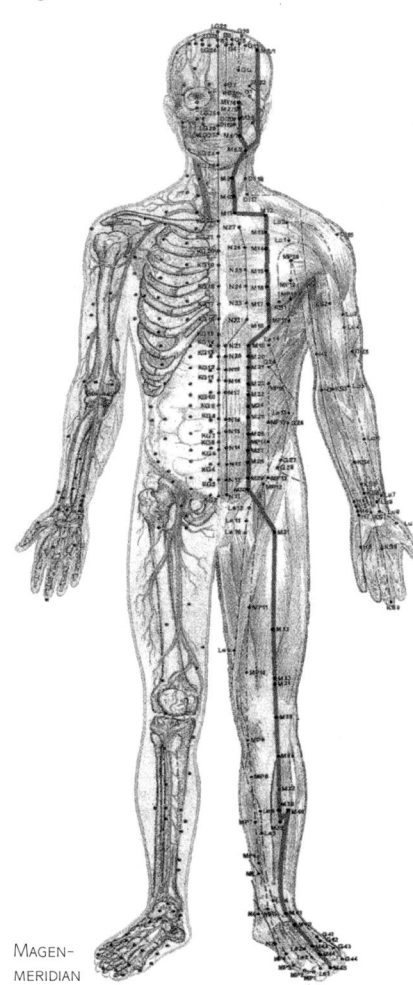

Muskulär: Streckung des Zeigefingers und Handgelenk, Supination des Unterarms (zusammen mit dem Herz-Meridian). Außenrotation im Schultergelenk, energetische Versorgung der Zähne in seinem Bereich die Zähne eins bis vier des Unter- und Oberkiefers.

Organisch: Durchfall und Verstopfung, Schleimhaut-, Speicheldrüsen- und Zungenaffektionen, Facialisparesen und Gesichtsneuralgien.

Psychisch: Verbissenheit, Unleidlichkeit.

Magenmeridian (Zu Yangming Wei Jing)

Er verläuft als Yang- Meridian am Rumpf durch Yin Gebiet und bildet so eine Ausnahme. Der Meridian tritt in der Mitte des Unterrandes der Augenhöhle (Pupilarlinie) mit dem Punkt M 1 an die Oberfläche, zieht in der Pupilarlinie nach unten zum Mundwinkel (M 4), weiter zum Unterkieferwinkel

MAGEN-
MERIDIAN

(M 8). Der weitere Verlauf geht über den Hals zum Schlüsselbein und in der Mamillarlinie (Linie durch die Brustwarze) nach unten, wobei sich der Meridian im Grenzbereich von Bauchraum und Brustkorb bis auf 3 Querfinger der Mittellinien (Nabel) nähert (M 25, 29) und zur Schambeinfuge zieht. Über den äußeren Rande des Oberschenkels (M 32) zieht der Meridian seitlich an der Kniescheibe vorbei (M 35) zur Muskelloge zwischen Schien- und Wadenbein (M 36) und läuft über die Fußwurzelmitte zum Fußrücken und endet am seitlichen Nagelfalzwinkel der zweiten Zehe. Innere Verbindungen werden zur Milz und zum Magen hergestellt.

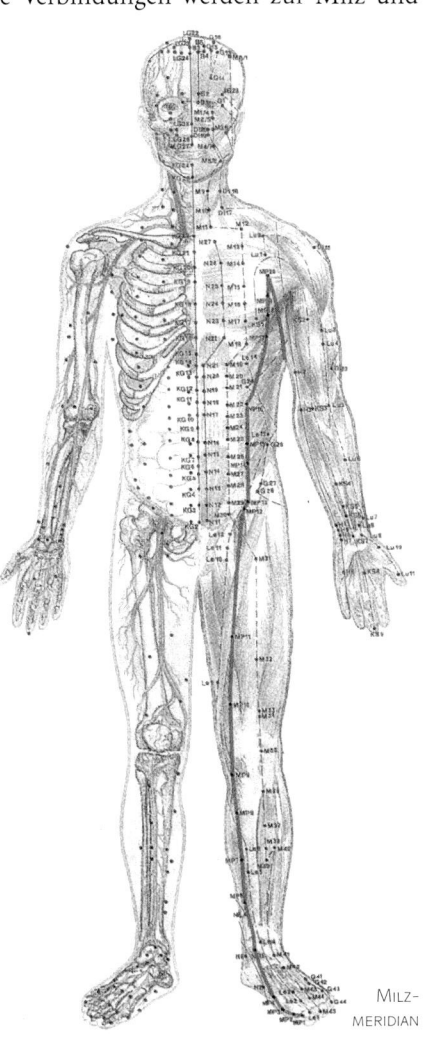

Quellpunkt	M 42
Tonisierungspunkt	M 41
Sedierungspunkt	M45
Durchgangspunkt	M 40
Alarmpunkt	KG 12
Zustimmungspunkt	B 21

Indikationen:
Allgemein: Unruhezustände, Apathien, Appetitlosigkeit, Blähungen, Schleimhautblutungen, Ödeme, Schlaflosigkeit.
Muskulär: Wangen und vordere Halsmuskukulatur, Beugung im Rumpf, sowie im Hüft- und Fußgelenk.
Organisch: Funktionsstörungen der Schilddrüse, Asthma und anderen Affektiven der Atmungswege, Magen- und Darmfunktionsstörungen, Menstruationsbeschwerden.
Psychisch: Unruhezustände, Besorgnis.

Milz-Pankreas-Meridian (Zu Taiyi Pi Jing)
Sein Anfangspunkt liegt am medialen (inneren) Nagelwinkel der Großen Zehe. Verläuft über den Fußinnenrand zum vorderen Rand des Innenknöch-

MILZ-
MERIDIAN

els, und geht an der hinteren Kante des Schienbeins (MP 6) zur Innenseite des Oberschenkels (MP 10) aufsteigend über die seitliche Bauchregion und den Brustkorb bis zum zweiten Zwischenrippenraum.

Innere Verbindungen bestehen zu Zwerchfell, Speiseröhre, Magen, Herz, und Zunge.

Quellpunkt	MP 3
Tonisierungspunkt	MP 2
Sedierungspunkt	MP 5

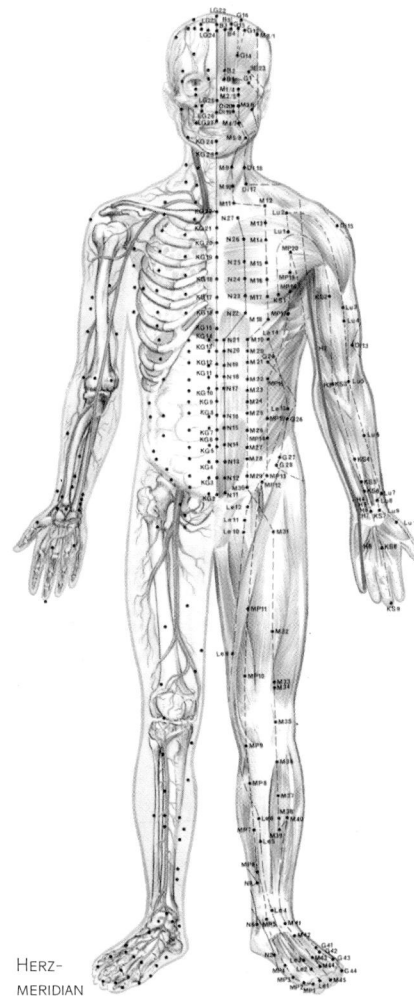

Durchgangspunkt	MP 4
Alarmpunkt	Le 13
Zustimmungspunkt	B 20
Kardinalpunkt	MP 4

Indikationen:

Allgemein: Schwere Beine, Krampf-aderbeschwerden, Bindegewebs-schwäche, Schlafsucht.

Muskulär: Supination im Fußgelenk, Adduktion im Hüftgelenk.

Organisch: Hämorrhoiden, allgemeine Schwächezustände, Übelkeit, Magen-krämpfe, Blähungen.

Psychisch: Konzentrationsschwäche, Sorge, Hysterie.

Herzmeridian (Shou Shao Yin Xin Jing)

Der Ursprung des Herzmeridian ist im Herzen, wobei der Hauptkanal durch die Lunge zur Achselgrube verläuft, dort an die Oberfläche tritt und an der Innenseite des Oberarmes zum inneren Ende der Ellbogenfalte zieht (H 3). Von hier geht er weiter an der Innensei-te des Unterarmes zum inneren Ende der Handgelenksfalte (H 7) und an der Innenseite des kleinen Fingers bis zum

HERZ-
MERIDIAN

ringfingerseits gelegenen Nagelwinkel des fünften Fingers (H 9)
Ein innerer Seitenast des Herzmeridians zieht zum Herzen, von dort steigt ein
Zweig empor über Kehle, Zunge Oberkiefer bis zum Auge ein zweiter Ast zieht
vom Herzen zur Lunge, Zwerchfell und zum Dünndarm.

Quellpunkt	H 7
Tonisierungspunkt	H 9
Sedierungspunkt	H 7
Durchgangspunkt	H 5(zu Dü 4)
Alarmpunkt	KG 14
Zustimmungspunkt	B 15

Indikationen:
Allgemein: Herz- und Brustschmerzen,
Schmerzen und Gefühlsstörungen im
Meridianverlauf.
Muskulär: Er bewirkt die Zusammenziehung (Kontraktion) des großen
Brustmuskels, die Beugung des Unterarms und der Hand (zusammen mit
den anderen Yin- Meridiane des Armes). Weiters bewirkt er, zusammen
mit dem Dickdarm- Meridian die Supination des Unterarms.
Organisch: Es werden ihm Indikation-
en wie Herzklopfen bis hin zum Herzjagen (Tachykardie) zugeschrieben.
Psychisch: Freude, Herzklopfen, Lam-
penfieber.

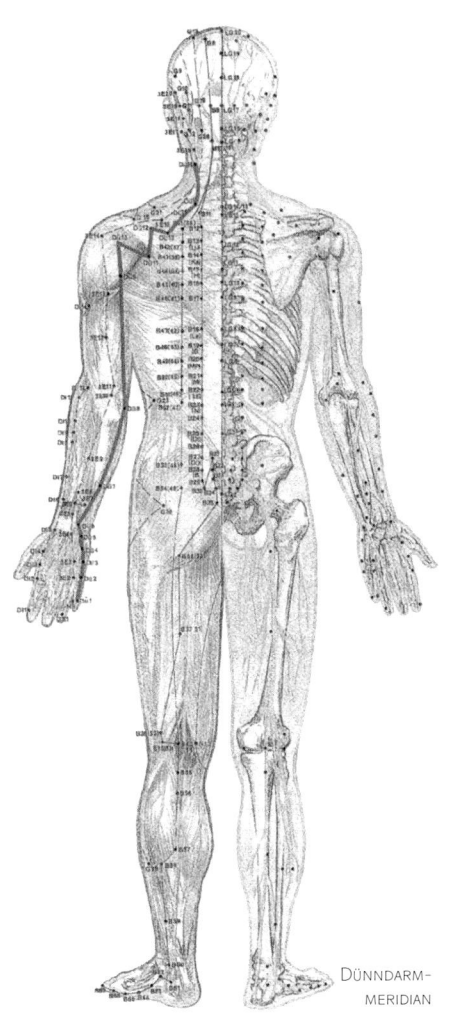

DÜNNDARM-
MERIDIAN

Dünndarmmeridian (Shao Tai Yang Xiao Chang Jing)

Der Dünndarmmeridian beginnt seitlich vom äußeren Nagelfalzwinkel des
kleinen Fingers, geht an dessen
äußerem seitlichen Teil zur Außenseite
des Unter- und Oberarmes bis zur

Rückenseite des Schultergelenkes, von wo er im Zick-Zack-Verlauf über Schulter, seitlichen Nacken zum Unterkiefer, Jochbein und zu seinem Endpunkt, der in einer Vertiefung vor dem Gehörgang (DÜ 19) liegt verläuft. Innere Verbindungen bestehen zur Speiseröhre und zum Herzen.

Quellpunkt	DÜ 4
Tonisierungspunkt	DÜ 3
Sedierungspunkt	DÜ 8
Durchgangspunkt	DÜ 7(zu H 7)
Alarmpunkt	KG 4
Zustimmungspunkt	B 27
Kardinalpunkt	DÜ 3

Indikationen:
Allgemein: Durchfälle, Schmerzen im Oberbauch, Schmerzen und Gefühllosigkeit im Meridianverlauf, Mund-, Zahn- und Augensymptome.
Muskulär: Abduktion des fünften Fingers und der Hand im Handgelenk. Pronation des Unterarmes (in Verbindung mit dem Lungen-Meridian). Streckung im Ellenbogen-Gelenk (zusammen mit den anderen Yang-Meridianen des Armes). Rückführung des Oberarmes nach hinten, Schulterblattdrehung nach medial (innen), Innenrotation im Schultergelenk, sowie Drehung der Halswirbelsäule zur gleichen Seite.
Organisch: Neben dem nach ihm benannten Organen versorgt der Dünndarm-Meridian die hinteren vier Zähne des Unter- und Oberkiefers, Speicheldrüsen und die Augen.
Psychisch: In der Fünf-Elemente-Lehre wird dem Dünndarm auch die Freude zugeordnet.

Blasenmeridian (Zu Tai Yang Pangguang Jing)
Der Blasenmeridian hat seinen Ursprung am inneren Augenwinkel, von wo er über die Stirn zur Haargrenze und über den Schädel bis zum Unterrand des Hinterhauptbeins (B 10) zwei Querfinger neben der Mittellinie zieht. Hier teilt er sich in zwei Äste, wobei der eine zwei Querfinger, der andere vier Querfinger neben der Mittellinie (Wirbelsäule) parallel nach unten verläuft. Beide Äste gehen von der Kreuzbein- und Gesäßmuskelregion an der Rückseite des Oberschenkels zur Kniekehle, wo sie sich wieder vereinigen (B 40): der weitere Verlauf geht über die Rückseite des Unterschenkels (B 57, 58) bis hinter den Außenknöchel (B 60), um entlang des äußeren Fußrandes am seitlichen Nagelfalzwinkel der kleinen Zehe zu enden.

Der innere Ast des Meridians zieht zur Niere und zur Blase.

Quellpunkt	B 64
Tonisierungspunkt	B 67
Sedierungspunkt	B 65
Durchgangspunkt	B 58(zu N 3)
Alarmpunkt	KG 3
Zustimmungspunkt	B 28
Kardinalpunkt	B 62

Indikationen:
Allgemein: Nächtliche Harnabsonderung, Blasenträufeln, Bettnässen, Schwächezustände, Wirbelsäulenerkrankungen.

Muskulär: Der Blasen-Meridian versorgt die Rückenstrecker, bewirkt Streckung des Beines im Hüft- und Beugung im Kniegelenk sowie die Außenrotation und Pronation des Fußes.

Organisch: Da der innere Ast des Blasenmeridians Träger der mit allen Meridianen in Verbindung stehenden Zustimmungspunkte ist, hat er eine außergewöhnlich große Einwirkung auf den Energiekreislauf und somit auf den ganzen Organismus.

Psychisch: Diese Indikationen können mit der Redewendung „Jemandem den Rücken und die Knie stärken" umschrieben werden, also Selbstbewußtsein und Durchhaltevermögen.

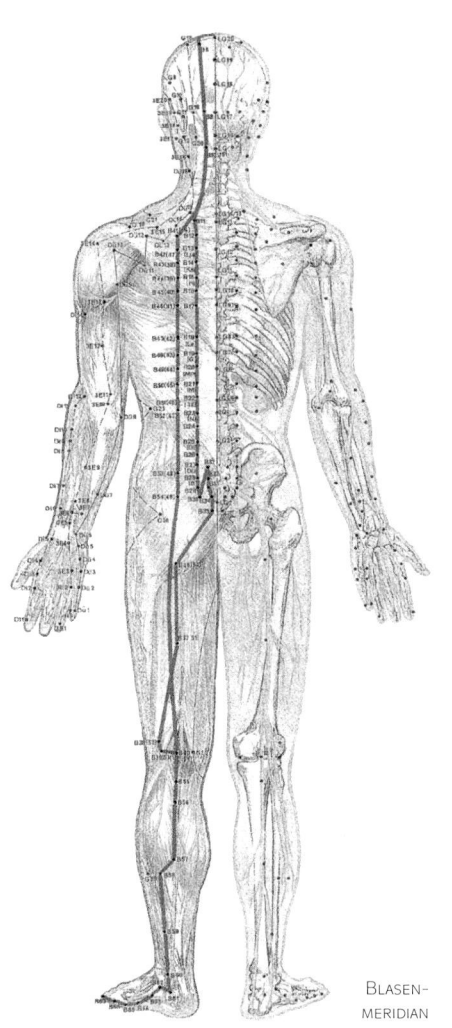

BLASEN-
MERIDIAN

Nierenmeridian (Zu Shao Yin Shen Jing)

Ausgehend von der Fußsohle (N 1) läuft der Meridian entlang dem Innenrand des Fußes, beschreibt eine Schleife hinter dem Innenknöchel (N 3, 4; 6), geht über die innere Wade zur Kniegelenksquerfalte, weiter zur Innenseite des Oberschenkels bis zum Oberrand der Schambeinfuge (N 11), von wo er zwischen Mittellinie und dem Magenmeridian über dem Bauch- und Brustraum bis zu seinem Endpunkt im Winkel zwischen Brust- und Schlüsselbein zieht (N 27). Der innere Ast verbindet den äußeren Meridian mit dem Kreuzbein und dem Lendenwirbelbereich sowie mit der Harnblase, Niere, Leber, Luge und der Zunge. Von dem

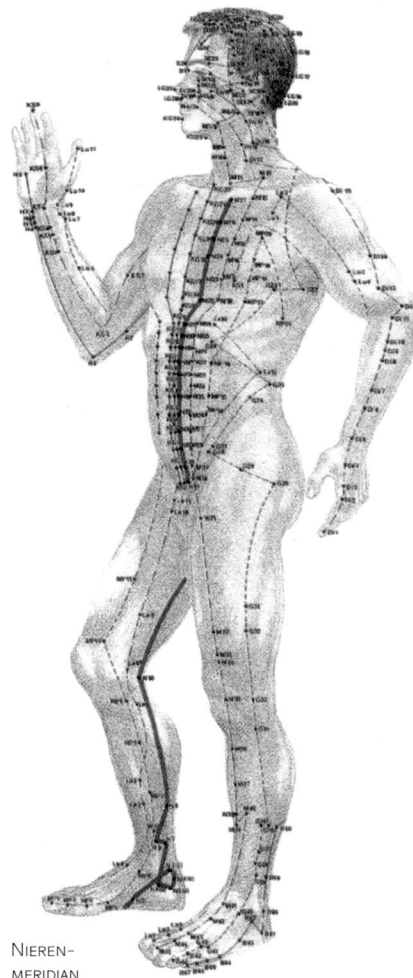

Teil, der zur Zunge zieht, gibt es noch einen Ast zum Herzen und zum Brustkorb, wo eine Verbindung mit dem Kreislauf-Sexualität-Meridian aufgenommen wird.

Quellpunkt	N 3
Tonisierungspunkt	N 7
Sedierungspunkt	N 1
Durchgangspunkt	N 4 (zu B 64)
Alarmpunkt	G 25
Zustimmungspunkt	B 23
Kardinalpunkt	N 6

Indikationen:

Allgemein: Fußbeschwerden, Ödeme, schwere Beine und Muskelschwäche, Potenzstörungen, Verstopfung, Atemnot, trockener Mund, Schnupfen.

Muskulär: Beugung und Supination der Füße, Beugung im Kniegelenk, Abduktion des Oberschenkels, Beugung des Rumpfes. Organisch: Neben Indikationen im Bereich des Urogenitalsystems, Stauungen im Beinbereich, Erkrankungen von Dickdarm und Lunge. Der Endpunkt des Nieren-Meridians ist ein Asthmapunkt. Psychisch: Angst und Traurigkeit.

NIEREN-MERIDIAN

Kreislaufmeridian (Shou Jue Yin Xlinbao Jing)

Ausgehend vom vierten Zwischenrippenraum seitlich der Brustwarze verläuft der Meridian über die Innenseite des Oberarmes zur Ellbogenmitte (KS 3) und gelangt über den inneren Bereich des Unterarmes zur Handgelenksfalte, von wo er über die Handinnenfläche zur Spitze des Mittelfingers zieht.

Über drei innere Äste werden Verbindungen zum Perikad (Herzbeutel) zum Bauchraum und zum Beginn des Dreifachen Erwärmers am Ringfinger geschaffen.

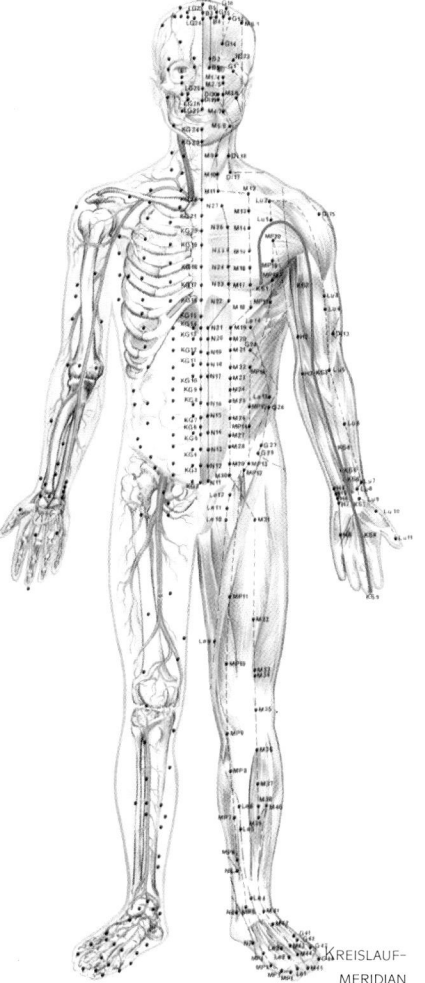

KREISLAUF-
MERIDIAN

Quellpunkt	KS 7
Tonisierungspunkt	KS 9
Sedierungspunkt	KS 7
Durchgangspunkt	KS 6 (zu3E 4)
Alarmpunkt	KS 1und N 11
Zustimmungspunkt	B 14
Kardinalpunkt	KS 6

Indikationen:
Allgemein: Herzbeschwerden, Blutdruckstörungen, Durst, Schmerzen und Gefühlsstörungen im Meridianverlauf.

Muskulär: Kontraktion (Zusammenziehung) des großen Brustmuskels, Beugung im Ellenbogen, Mittelachse für Supination und Pronation (in Verbindung mit dem Dreifachen Erwärmer), sowie Beugung im Handgelenk und der Gelenke des dritten Fingers.

Organisch: Er hat mehr organische Funktion (Herz und Kreislauf)

Psychisch: Erregungs- und Angstzustände.

Dreifacher Erwärmer Meridian (Shou-Shao Yang Sanjiao Jing)

Beginnend an der dem Kleinfinger zugewandten Seite des Ringfingers seitlich des Nagelfalzwinkels gelangt der Meridian an der Rückseite der Hand zwischen dritten und vierten Mittelhandknochen (3E 4) an die Außenseite des Unterarmes zwischen Speiche und Elle (3E 5) und zieht über den Kopf des Ellbogens zur Rückenseite des Oberarmes, weiter bis zur Mitte der Schulter und über die seitlichen Halspartien zum vorderen Rand des Mastoids (Warzenfortsatz). Er umkreist das Ohr, gelangt zu einem Grübchen vor dem Gehörgang (3E 21) und

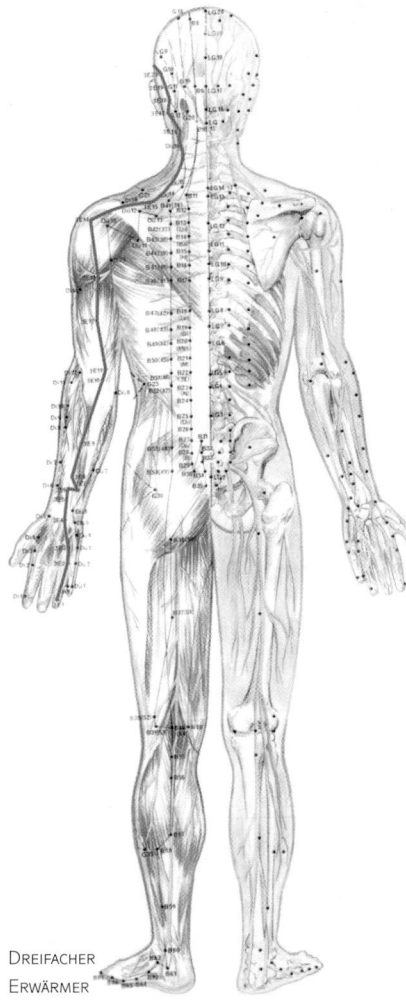

endet in einer Vertiefung am seitlichen Ende der Augenbrauen.

Innere Äste bestehen zum Perikad (Herzbeutel) dem Bauchraum und dem Gallenblasenmeridian.

Quellpunkt	3E 4
Tonisierungspunkt	3E 3
Sedierungspunkt	3E 10
Durchgangspunkt	3E 5
Alarmpunkt	KG 5
Zustimmungspunkt	Bl 22
Kardinalpunkt	

Indikationen:

Allgemein: Kältegefühl, Verdauungsstörungen, Blähungen, Beschwerden im Meridianverlauf, nächtliches Zähneknirschen, Ohrgeräusche und Schwerhörigkeit.

Muskulär: Streckung des vierten Fingers und im Handgelenk, sowie dem Ellenbogen- Gelenk. Zentralachse bei der Supination und Pronation (zusammen mit dem Kreislauf-Meridian) Abduktion im Schultergelenk sowie Kontraktion der M. trapezius und Seitneigung der Halswirbelsäule, weiterhin die energetische Versorgung des Kiefergelenkes.

DREIFACHER
ERWÄRMER

Organisch: Stoffwechselfunktionen, energetische Versorgung des Innenohres.
Psychisch: Unruhezustände, Angst, Depressionen.

Gallenblasenmeridian
(Zu Shao Yang Dan Jing)

Der Meridian beginnt 0,5 cun (cun – 2,5 cm) seitlich des äußeren Augenwinkels und läuft in verschiedenen Zick-Zack-Linien entlang der seitlichen Partie des Schädels bis zum Hinterrand des Warzenfortsatzes (G 20), weiter über die seitliche Halsregion und hinab in den seitlichen Brustkorbbereich bis zum Ende der zwölften Rippe; von hier zieht er über den Darmbeinkamm zur seitlichen Oberschenkelregion (G 30) abwärts zum Köpfchen des Wadenbeins (G 34) und gelangt an der äußeren Kante des Wadenbeins entlang verlaufend zum Fußrücken (G 40) vor dem Außenknöchel und endet zwischen vierten und fünften Mittelfußknochen hindurchziehend (G 44) am Nagelfalzwinkel der vierten Zehe.

Die inneren Äste gehen zum Kreuzbein und zur Leber und Gallenblase.

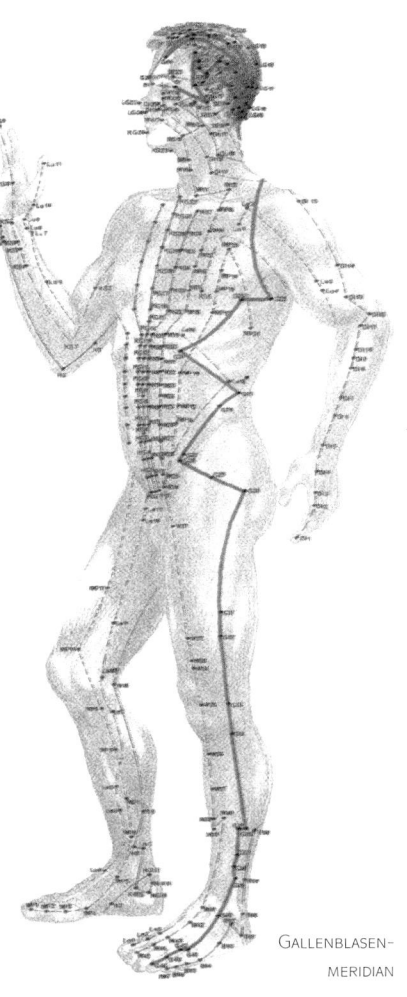

Quellpunkt	G 40
Tonisierungspunkt	G 43
Sedierungspunkt	G 38
Durchgangspunkt	G 37
Alarmpunkt	G 23, 24
Zustimmungspunkt	B 19
Kardinalpunkt	G 41

Indikationen:
Allgemein: Kopfschmerzen, Migräne, Bauchbeschwerden, Koliken, bitterer Mundgeschmack, häufiges Aufstoßen.
Muskulär: Seitliche Rumpfbeugung, Obduktion im Hüft- und Kniegelenk, Pronation (Einwärtsdrehung) des Fußgelenkes.

GALLENBLASEN-
MERIDIAN

Organisch: Atmungsbeschwerden, Gallenblasen- und Darmerkrankungen.
Psychisch: Der Gallenblasenmeridian gilt als „Sitz des Mutes". Cholerische Anfälle kennzeichnen eine typische Eigenschaft im energetischen Füllezustand.

Lebermeridian
(Zu Jueyin Gan Jing)

Entspringend am seitlichen Nagelfalzwinkel der großen Zehe geht der Meridian über den Fußrücken zwischen ersten und zweiten Mittelfußknochen (Le 2, 3) vor dem Innenknöchel an die Innenseite des Unterschenkels bis zum inneren Ende der Kniegelenksfalte. Von dort läuft er über die Oberschenkelinnenseite zur Leistenbeuge und über den Bauchraum zum freien Ende der 11 Rippe (Le 13). Er endet im sechsten Zwischenrippenraum auf der Mammillarlinie (Senkrecht durch die Brustwarze).

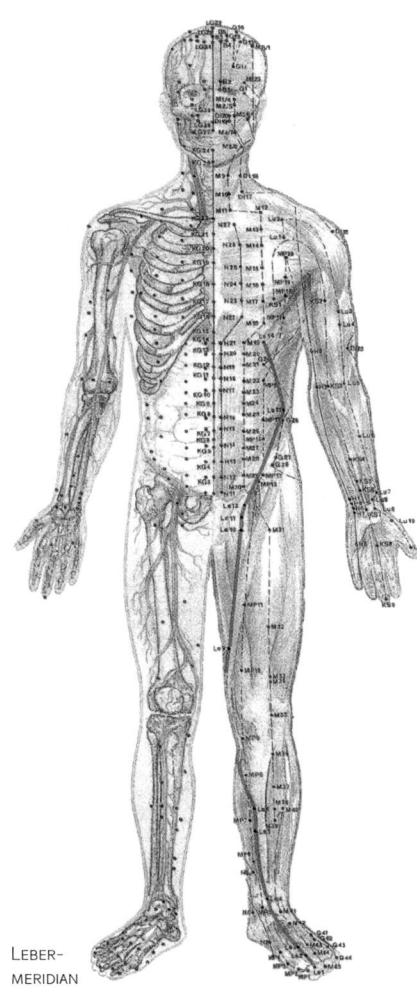

Innere Verläufe bilden Verbindungen zu Gallenblase, Leber, Zwerchfell, Magen, Kehlkopf und Auge.

Quellpunkt	Le 13
Tonisierungspunkt	Le 8
Sedierungspunkt	Le 2
Durchgangspunkt	Le 5
Alarmpunkt	Le 14
Zustimmungspunkt	B 18

Indikationen:
Allgemein: Oberbauchbeschwerden, Erbrechen, Durchfall, Frigidität und Impotenz, Hämorrhoiden, Augenflimmern und Entzündungen der Augen.
Muskulär: Streckung im Fußgelenk und Adduktion im Hüftgelenk.
Organisch: Alle Organe in seinem Verlauf.
Psychisch: Dynamik, Unternehmungsgeist, Agilität.

LEBER-
MERIDIAN

Der Energieumlauf in den Meridianen hat keinen Anfang und kein Ende, es handelt sich um einen Zyklus, ähnlich wie die Zeit weder Anfang noch Ende hat. Im zwei Stundentakt durchläuft das Qi Tag und Nacht die Meridiane. Ein gewisses Energiepotenzial ist zu jeder Zeit vorhanden, aber zu den jeweiligen Zeiten befindet sich ein zusätzliches Energiepotenzial im entsprechenden Meridian. Diagnostisch kann mit der Organuhr ein Energieungleichgewicht festgestellt werden. Wenn beispielsweise jemand häufig gegen vier Uhr nachts mit Husten aufwacht: Lungen Zeit, weil die Energie schwerpunktmäßig im Lungenmeridian zirkuliert.

3-5 Uhr	„Yin"	Lungenmeridian	(Yin)
5-7 Uhr	„Mao"	Dickdarmmeridian	(Yang)
7-9 Uhr	„Chen"	Magenmeridian	(Yang)
9-11 Uhr	„Si"	Milzmeridian	(Yin)
11 13 Uhr	„Wu"	Herzmeridian	(Yin)
13-15 Uhr	„Wei"	Dünndarmmeridian	(Yang)
15-17 Uhr	„Shen"	Blasenmeridian	(Yang)
17-19 Uhr	„Yu"	Nierenmeridian	(Yin)
19-21 Uhr	„Xu"	Kreislaufmeridian	(Yin)
21-23 Uhr	„Hai"	3E-Meridian	(Yang)
23-1 Uhr	„Zi"	Gallenblasenmeridian	(Yang)
1-3 Uhr	„Chou"	Lebermeridian	(Yin)

„Wundermeridiane"
Acht zusätzliche Meridiane - Gefäße („Ji Jing Bamai")

Der chinesische Ji bedeutet „einzeln", „isoliert", „zusätzlich" und letztlich auch noch „wundersam". Nach der Theorie der chinesischen Medizin entspringen die acht außergewöhnlichen Gefäße aus den zwölf Hauptmeridianen und kehren wieder zu diesen zurück. Ihre Aufgabe ist dabei, Blut und Funktion (Qi-Xue) der Hauptmeridiane zu regulieren. Sie verbinden (über ihre Einschaltpunkte) einen bestimmten Hauptmeridian mit dem jeweiligen „Wundermeridian". Sie dienen als „Energiereservoir" der mit ihnen zusammenhängenden Hauptmeridianen; d.h. sie können sowohl überschüssige Energie aus dem Hauptmeridian ableiten, als auch bei Bedarf wieder Qi und Blut in die Meridiane einspeisen. Die Wundermeridiane bekommen ihre Energie von der Niere und enthalten die Essenz, die in den Nieren gespeichert liegt. Die Ji Ying sind das verbindende Glied zwischen Qi des frühen Himmels und Qi des späten Himmels insofern als sie mit den Hauptmeridianen verbunden sind und die Essenz im ganzen Körper zirkulieren lassen.

In den Wundermeridianen zirkuliert das Wei Qi (Abwehr-Qi). Dadurch sind sie für die Abwehr krankmachender Einflüsse zuständig.

Lenkergefäß (Dumai) Gouverneurgefäß

Das Lenkergefäß beginnt zwischen der Spitze des Steißbeins und dem Anus, zieht in der Rückenmitte nach oben, verläuft in der Mitte über den Kopf zur Stirne, zur Nase und Mund und endet am harten Gaumen.

Einschaltpunkt (Kardinalpunkt): DÜ 3

Hauptenergie: Yang (Vater aller Yang - Meridiane)

Erkrankungen: Rückenschmerzen, Krampfanfälle bei Kindern, Erkrankungen des Kopfes, Fieberzustände, Parkinsonismus.

Konzeptionsgefäß (Renmai)

Er entspringt aus den Nieren, zieht nach unten durch den Unterbauch (Uterus) zum ersten Punkt an der Oberfläche KG 1 Huiyin, von dort in der Mitte des Körpers nach oben, über Hals zum Kinn, wo er bei KG 24 Chengjiang (Kinn) wieder in das Körperinnere eintritt und an der Zungenwurzel endet.

Einschaltpunkt: LU 7
Hauptenergie Yin, (Mutter aller Yin-Meridiane)
Indikationen: Bauchschmerzen, Störungen der Periodenblutung, Erkrankungen des Urogenitalsystems, Schmerzen im Unterbauch, Atembeschwerden, Husten.

Durchdringungsgefäß (Chongmai)
Chongmai bezieht seine Energie aus den Nieren und aus Dantian und tritt mit Huiyin an die Oberfläche; an der Körpervorderseite ziehen die beiden Äste in der Körpermitte hoch bis zur Kehle und weiter um die Zeichnung Lippen herum.
Einschaltpunkt: MP 4
Hauptenergie: Yin; Wei Qi – Abwehrenergie;
Chongmai wird bezeichnet als: Meer der fünf Yin und sechs Yang-Organe; weil es das Qi des" frühen Himmels" mit dem Qi des „späten Himmels" verbindet und als Meer der „zwölf Meridiane": weil es mit vielen kapillaren Verbindungen das Abwehr Qi im ganzen Brustraum und Bauchraum verteilt.
Indikationen: Störungen der Periodenblutung Amenorrhoe, Koliken, Bauchschmerzen.

Gürtelgefäß (Daimai)
Daimai beginnt am Ende der freien Rippen, mit dem Punkt GB 26. Es umkreist die Hüfte wie einen Gürtel.
Einschaltpunkt: GB 41
Hauptenergie: Yang
Daimai ist das einzige horizontale Gefäß
Indikationen: Ausfluß, Prolaps, Völlegefühl im Bauch, Kraftlosigkeit im Unterkörper,

Yin Verbindungsgefäß (YinQiao Mai)
Vom Innenknöchel an der Innenseite der Beine hoch durch das Genital und Dantian, an der Rumpfvorderseite bis zum Punkt M 12 (Schlüsselbein), über die Kehle, den Mund hoch, bis zum inneren Augenwinkel (B 1), wo es sich mit dem Yang Qiao Mai verbindet.
Einschaltpunkt: N 3 (N:Bachmann) – N 6 (chines. Zählung)
Hauptenergie: Yin
Indikationen: Übermäßige Schläfrigkeit, Schmerzen im Kehlkopf, Muskelatrophie Bauchschmerzen.

Yang Verbindungsgefäß (Yangqiao Mai)

Yang Qi Ao ist eine „Abkürzung" des Blasenmeridians; er entspringt an der Außenseite der Ferse, zieht an der Außenseite des Beines hoch bis zur Hüfte (G 29), dann seitlich am Rumpf hoch bis zur hinteren Achselfalte, zackenförmig weiter über Schultern und Nacken zum Gesicht (M 4) und endet am medialen (inneren) Augenwinkel (B 1). Einschaltpunkt: B 62
Hauptenergie: Yang
Indikationen: Schlaflosigkeit, Schmerzen und Rötungen im inneren Augenwinkel, Bewegungsstörungen, psychische Störungen.

Yin Vereinigungsgefäß (Yinweimai)

von der Innenseite des Unterschenkels (N 9) zieht das Gefäß hoch zur Hüfte, am vorderen Rumpf seitlich hoch, dann zur Mitte, wo er bei KG 22 in das Konzeptionsgefäß eintritt und bei KG 23 endet.
Einschaltpunkt: KS 6 Neihuan
Hauptenergie: Yin
Indikationen: Blutmangel, Unruhe, Herzschmerzen, Kopfschmerzen.

Yang Vereinigungsgefäß (Yang Weimai)

von B63 unter dem Außenknöchel beginnend, verläuft es im seitlichen Bereich von Bein und Brustkorb zur Achsel und Schulter. Das Gefäß zieht weiter zum Ohr und der Stirne und geht über den seitlichen Anteil des Schädels nach hinten es endet bei LG 16 am Hinterhaupt.
Einschaltpunkt 3E 5 Waiguan
Hauptenergie: Yang,
Indikationen: Schmerzen im seitlichen Fußbereich, Kopfschmerzen und wechselnde Fieberschübe mit Schüttelfrost.

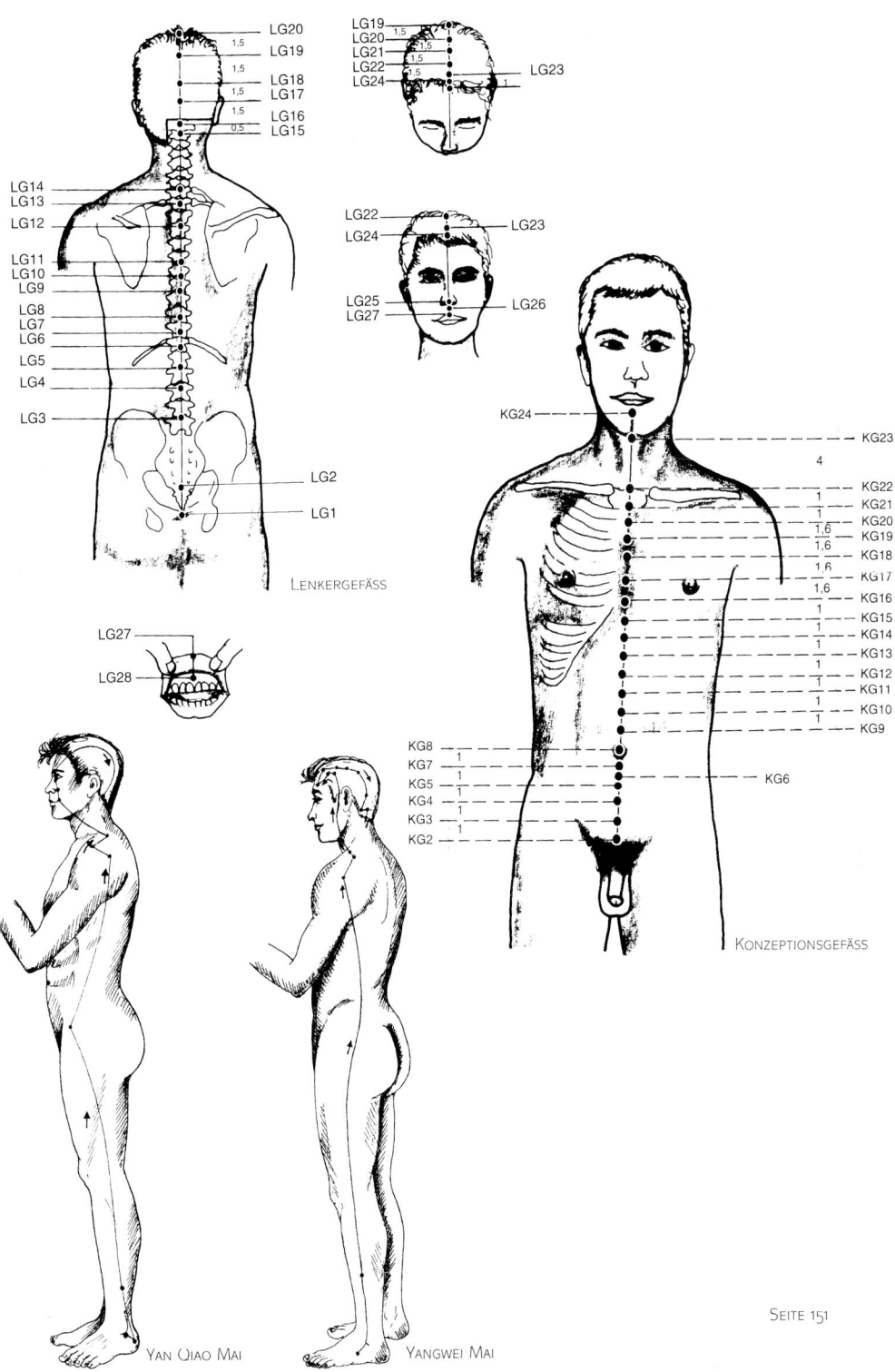

LG20
LG19
LG18
LG17
LG16
LG15

LG19
LG20
LG21
LG22
LG24
LG23

LG22
LG24
LG23

LG25
LG27
LG26

LG14
LG13
LG12

LG11
LG10
LG9

LG8
LG7
LG6

LG5
LG4

LG3

LG2
LG1

LENKERGEFÄSS

LG27
LG28

KG24
KG23

4

KG22
KG21
KG20
KG19
KG18
KG17
KG16
KG15
KG14
KG13
KG12
KG11
KG10
KG9

KG8
KG7
KG5
KG4
KG3
KG2

KG6

KONZEPTIONSGEFÄSS

YAN QIAO MAI

YANGWEI MAI

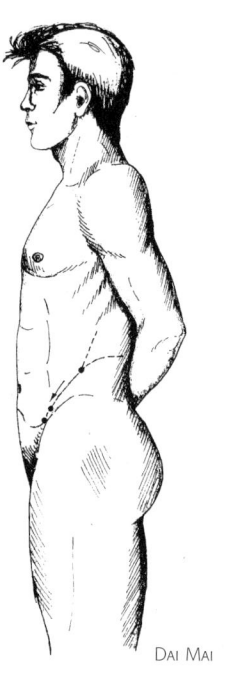

DAI MAI

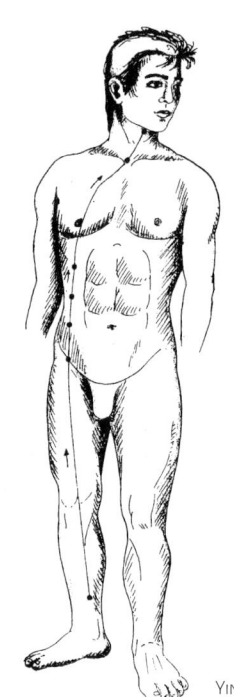

YIN WEI MAI

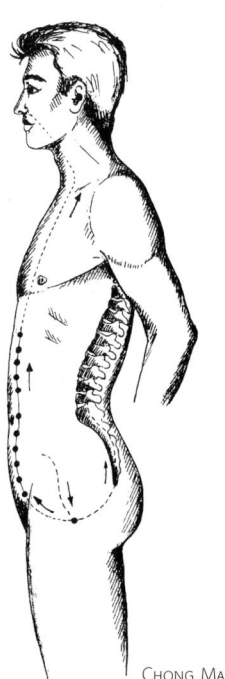

CHONG MAI

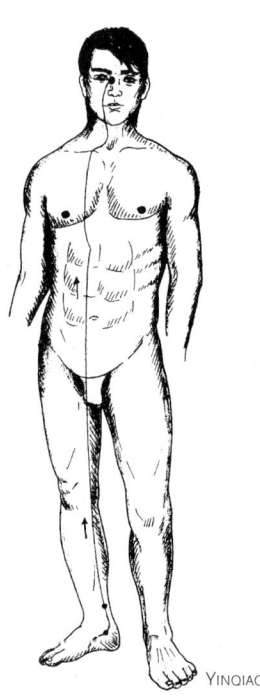

YINQIAO MAI

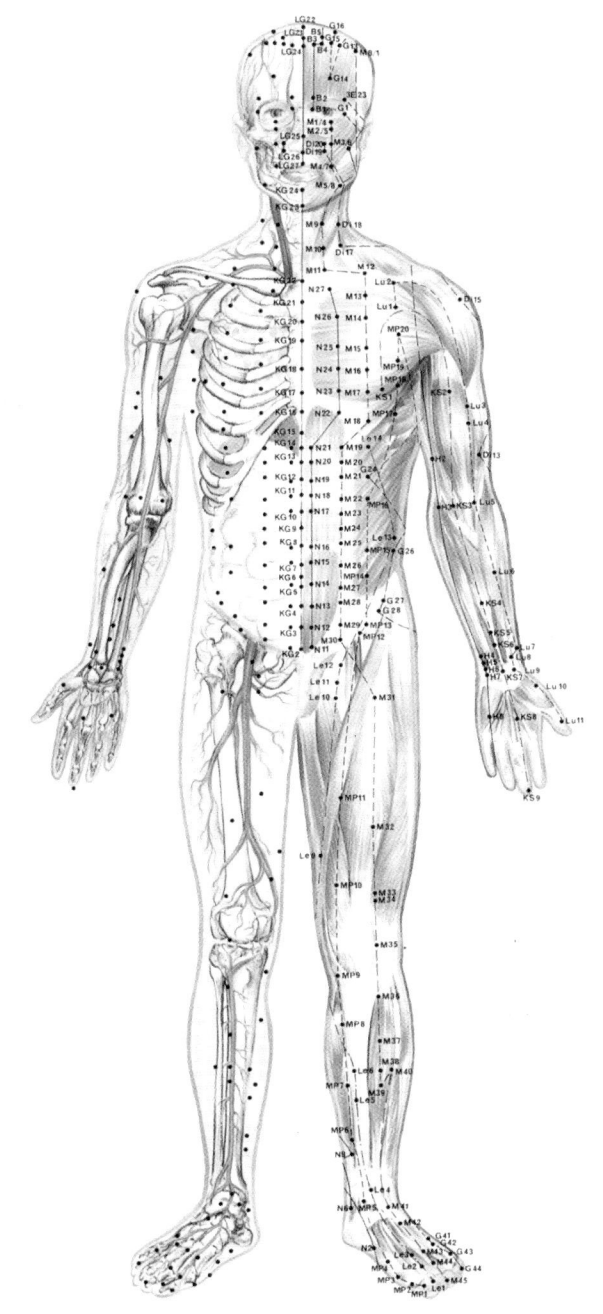

Yin Yang

Yin und Yang sind heutzutage geläufige Begriffe. In der ursprünglichen Schreibweise ist

陰   Yin die Sonnenseite des Berges

陽   Yang die Schattenseite des Berges

阝   steht für Hügel

云   steht für Wolke

日   bedeutet Sonne

旦   bedeutet die Sonne über den Horizont

勿   bedeutet die Sonnenstrahlen.

Dieses Polaritätspaar Yin und Yang ist in der traditionellen chinesischen Medizin grundlegend und wird, beginnend bei der Natur, über die Einteilung des Körpers, über die Einteilung der Organe bis hin zur Klassifizierung der Nahrungsmittel universell verwendet. „Wuji ist der daoistische Ausdruck für den Ursprung aller Dinge. Die Kenntnis von den uralten Anfängen ist die Essenz des Weges", schrieb der chinesische Weise Laotse im Dao Te King. Seine Wahrnehmung des Ursprungs von allem, was existiert, poetisch als die „zehntausend Dinge" bezeichnet, beruhte auf einer jahrhundertealten Tradition der genauesten Naturbetrachtungen. Die chinesische Tradition wurde sich der nicht sichtbaren, nicht greifbaren, energetischen, Einflüsse und Lebenskräfte sehr genau bewußt, die Gegenstände und Wesen um uns herum entstehen lassen, aus dem, grenzenlosen Potentials des Universums. Der Beginn von allem ist Nichts. Aus dem Mysterium des „Nichts", im Sinne der Nichtexistenz, so als ob wir bei Dämmerung in einen wolkenlosen Himmel schauen und geduldig beobachten und sehen, wie sich die

Wolken an einem scheinbar klaren, leeren Himmel bilden. Die Chinesen drücken dieses Energiepotential durch einen Kreis aus. Als Symbol erreicht es Ebenen, wo Worte versagen, mit einem Strich werden Fülle und Leere zugleich, endlose Bewegung und völlige Ruhe ausgedrückt. „Wuji" Urenergie. Den Kreis kann man auch als Gebärmutter oder unbefruchtetes Ei verstehen. Beide sind voller Leben, bereit zu gebären und fähig, die intensive Vitalität des Wachstums materiell zum Ausdruck zu bringen. In dem Augenblick, in dem eine Samenzelle in das Ei eindringt, findet eine Transformation statt. Innerhalb des Kreises erscheint ein winziges Pünktchen und verändert das energetische Muster. Was schlief, ist jetzt befruchtet. Was zuvor undifferenziert war, hat jetzt begonnen Eigenschaften anzunehmen, die einzelne Wesenheit ist jetzt geteilt. Die Chinesen bezeichnen das als die Geburt von Yin und Yang, die Entstehung der zwei fundamentalen, interaktiven Kräfte des Universums.

In diesem frühesten Augenblick der Transformation bewegt sich nichts. Zwei verschiedene Potentiale entstehen, die sich magnetisch anziehen. Jetzt existieren zwei Pole. Die Kraftfelder ihrer polarisierten Energien beginnen zu wachsen, so daß der gesamte Raum des ursprünglichen Kreises ein Spielfeld für die wachsenden Kräfte von Yin und Yang wird. Die alte Beschreibung dieses Zustandes ist ein zweigeteilter Kreis: eine Seite ist hell, die andere dunkel.

Die Kräfte sind so ausgeglichen und voneinander abhängig, daß ihre Bewegungen zwei Fischen gleicht, die miteinander im Wasser gleiten. Der äußere Kreis stellt weiterhin die Gesamtheit alles Existierenden dar, zusammen mit dessen undifferenziertem Potential. Diese ineinander eindringenden Kräfte von Yin und Yang bewegen sich im Gleichgewicht. Wenn Yang am größten ist, beginnt das Yin zu wachsen. Wenn Yin am größten ist, beginnt das Yang zu wachsen. In der Mitte beider Segmente befindet sich ein kleiner Kreis – ein Samen von Yin innerhalb der Fülle des Yang. Die jeweiligen Pole ergänzen einander, sind untrennbar miteinander verbunden, wie der positive und der negative Pol eines Magneten.

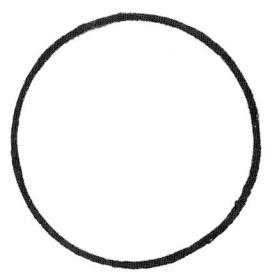

Das Wuji – alle Urenergie. Sie wird durch den Kreis, der zugleich voll und leer ist dargestellt und ist darin enthalten. „Geheimnisvoll geformt vor Himmel und Erde ... ist es die Mutter der „zehntausend Dinge".

Die Geburt von Yin und Yang. Die Chinesen haben die Natur genau beobachtet, wie sich die universelle Energie bei der Entfaltung des Lebens auf der Erde bewegt. **Der Kreis,** ein befruchtetes Ei, wird durch eine einzige Samenzelle, die durch den Punkt dargestellt wird, transformiert. Die

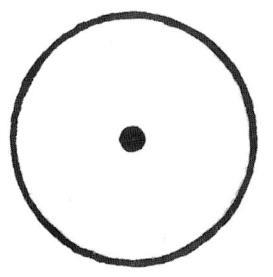
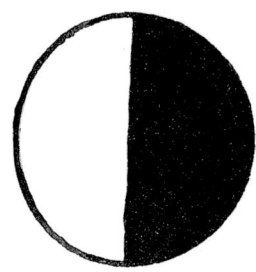

Entstehenden Kräfte **Yin und Yang** sind der Weg des Himmels und der Erde, das grundlegende Prinzip der unzähligen Dinge, der Vater und die Mutter des Wandels und der Transformation. Die Zwillingskräfte von Yin und Yang wirken aufeinander. Die Bewegung beginnt.

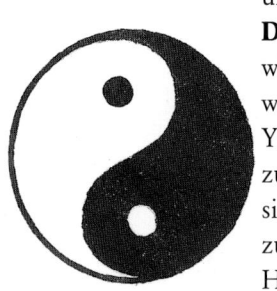

Das Taiji Alle Dinge und Ereignisse wachsen und entwickeln sich ununterbrochen und stellen den fortwährenden Austausch von Yin und Yang dar.

Yin und Yang gehören zusammen wie die Entspannung zur Anspannung gehört. Unser Kreislaufsystem dehnt sich mit jedem Herzschlag aus und zieht sich wieder zusammen. Unsere Blutgefäße füllen sich, wenn das Herz sich zusammen zieht, und wenn es sich erweitert, ziehen sie sich zusammen. Zwischen dem Herzen und den Gefäßen findet also ein Tanz des Füllens und Leerens statt. So wie der Lebensatem ein und ausströmt, in einem Zyklus.

„Ungefähr 35 000 Namen für Krankheiten kennen wir von Migräne, Asthma bis Krebs. Die traditionelle Heilkunde des Ostens kennt nur einen Namen für die Krankheiten **„Energieflußstörung".** Jede Krankheit beruht auf eine Disharmonie zwischen Yin und Yang. Das Yin Yang Prinzip als Polarität durchdringt die gesamte östliche Philosophie.

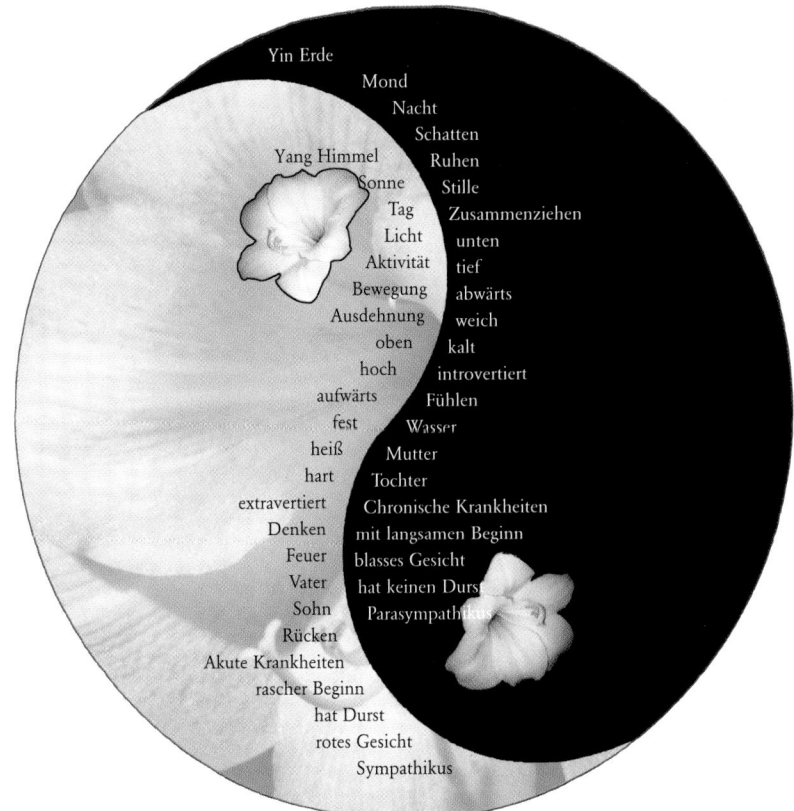

Yin Erde
Mond
Nacht
Schatten
Yang Himmel   Ruhen
Sonne   Stille
Tag   Zusammenziehen
Licht   unten
Aktivität   tief
Bewegung   abwärts
Ausdehnung   weich
oben   kalt
hoch   introvertiert
aufwärts   Fühlen
fest   Wasser
heiß   Mutter
hart   Tochter
extravertiert   Chronische Krankheiten
Denken   mit langsamen Beginn
Feuer   blasses Gesicht
Vater   hat keinen Durst
Sohn   Parasympathikus
Rücken
Akute Krankheiten
rascher Beginn
hat Durst
rotes Gesicht
Sympathikus

„Dreißig Speichen umgeben eine Nabe:
In ihrem Nichts besteht des Wagens Werk.
Man höhlt Ton und bildet ihn zu Töpfen.
In ihrem Nichts besteht der Töpfer Werk.
Man gräbt Türen und Fenster, damit die Kammer werde.
In ihrem Nichts besteht der Kammer Werk.

Darum: Was ist, dient zum Besitz.
Was nicht ist, dient zum Werk".

Laotse

Wuxing

Neben der Yin Yang- Lehre spielt in der traditionellen Medizin Chinas die Lehre von den sogenannten Wu Xing (fünf Wandlungsphasen fünf Bewegungen oder fünf Elemente) eine Große Rolle. Der Mensch als ein Teil der Ganzheit im Mikrokosmos und Makrokosmos unterliegt den Wandlungen, Veränderungen. Wu – die Zahl „fünf"

Xing – Bewegung, Prozeß, Verhalten, Gehen, Leiten, Durchgang.

Durch Beobachtung von zyklischen Abläufen und Prozessen in der Natur, erkannten die Weisen die Lehre von den Wandlungsphasen die Zusammenhänge und ihre Gesetzmäßigkeiten. Die fünf Wandlungsphasen bezeichnen, wie ihr Name andeutet, Abschnitte der Zeit. „Es gibt nichts Dauerndes außer den Wandel", sagen die Chinesen. Wandel ist alles, alles ist Wandel. Die Lehre von den fünf Elementen und ihre Anwendung werden nicht nur in der TCM, sondern auch in Philosophie und nach und nach im Alltagsleben der Chinesen eingesetzt. Dieses Wissen hat eine lange Tradition. Die erste Aufzeichnungen darüber fand man bereits um 500 v. Chr. Damals allerdings wurde anstatt „Xing" noch die Bezeichnung „Fu" (Regierungssitz") und später das Zeichen „Cai" („Möglichkeiten, Material") verwendet. Um die Zusammenhänge der Natur und ihre Veränderungen zu verstehen, dient die fünf Elementenlehre.

„Der Himmel sandte die Wu Xing,
und die Menschen gebrauchen sie."
Baopuzi

Die fünf Elemente sind: Holz, Feuer, Erde, Metall und Wasser. Die Elemente sind Kräfte, die einander das Gleichgewicht halten, sie erzeugen sich gegenseitig, wandeln sich ineinander um und dämmen sich gegenseitig ein.

Element Holz

Ist die Jahreszeit der aufsteigenden Lebenskraft, die Freigiebigkeit der Natur. Das Grün wird dem Element Holz zugeordnet und das Wachstum, der Osten der Sonnenaufgang. Holz symbolisiert die Energie, die sich in alle Richtungen ausdehnt. Diese Energie hat große Kraft und wächst nach außen wie ein Baum. Dies ist die Phase des Zyklus, in der etwas entstehen und zu wachsen beginnt. Sie ist der zunehmende Mond, die Kraft zu gebären, die Kraft des Frühlings, des Neubeginn.

Menschen mit **Holz-Natur.** So wie der Frühling mit Wachstum beginnt, so sind

Holzmenschen durch die Yang Kraft meist ausgesprochen kreativ, lebhaft, gütig und tolerant, geistig flexibel und anpassungsfähig. Ihre Seelenqualität ist das Gemüt.

Reaktionweise auf **Belastungen:** ist der Holzmensch beleidigt, rechthaberisch, klagt jedem sein Leid, oft auch gewalttätig; jähzornig, ungerecht und wütend auch aufbrausend, reizbar, wie Rupelstilzchen.

„Mir ist etwas über die Leber gelaufen"

Konstitutionstyp: Kräftige und entschlossene Menschen, gewachsen wie ein Baum, zielstrebige Realisten, deutlich artikulierte Sprache, mit Nachdruck gesprochen, duldet selten Widerspruch.
Neigt zu Hypertonie, Koliken, akuten Gelenkbeschwerden, Migräne, und im unteren Brustkorb oft zu Verspannungen.
Qigong: Menschen mit Holz-Natur wählen für sich oft die Übungen aus, die ihren eigenen energetischen Zustand nicht ausgleichen, sondern ihre Unruhe noch verstärken.

„Die Kräfte des Frühlings erzeugen Wind im Himmel,
Holz auf der Erde,
die Leber und die Sehnen im menschlichen Körper".
Suwen

Element Feuer

manifestiert sich zu Mittag und im Süden. Es ist der Sommer oder die leuchtende Vollmondphase. Die Farbe rot, ihre Kraft ist aufwärts gerichtet, Menschen mit Feuer-Natur; dem Sommer zugeordnet, sind sie herzlich, freundlich, humorvoll, neugierig, enthusiastisch, optimistisch, kontaktfreudig, wissensdurstig und oft spirituell, aktive, sehr flexible Menschen, geistig und körperlich sehr beweglich, häufig mangelnder Realitätsbezug, manchmal Phantasten. Haben Verständnis für die Nöte der anderen. Ihre Seelenqualität ist Inspiration, Bewußtsein, Geist.
Reaktionsweise auf **Belastungen** wird der „Feuermensch" fahrig hektisch, unkoordiniert, reizbar, nervös, hysterisch, egoistisch, emotional bis sentimental.

„Sie hat das Herz am rechten Fleck".

Konstitutionstyp: Menschen mit grazilem Körperbau, geringem Fettansatz, mit lebhafter Gesichtsmimik und ausdrucksvollen Gesten, sprechen laut und rasch, denkt sprunghaft, humorvolle Sanguiniker.
Häufig erhöhter Blutdruck, rascher Puls, neigen zu Herz-Kreislaufkrankheiten,

Schlafstörungen, anfällig für Schmerzen und muskuläre Verspannungen im Halswirbelbereich (C 3-C 4).

Qigong: Menschen mit Feuer-Natur; werden durch das zu konzentrierte Üben vielleicht unnötige Beschwerden wie Schwindel oder Kopfschmerzen bekommen, weil sie ignorieren, daß ihre Energie die Tendenz hat, nach oben zu steigen.

„Die Kräfte des Sommers erzeugen im Himmel
die Sonne, auf der Erde das Feuer,
und im Menschen das Herz und den Geist".
Suwen

Element Erde

Die Energie der Erde bewegt sich horizontal um ihre eigene Achse und beeinflußt die Wandlungsphasen zwischen den Jahreszeiten. Diese Bewegung wird manchmal auch als Mittelpunkt der Fünf Energien dargestellt, und gelegentlich als die Phase zwischen der Aufwärtsbewegung des Feuers und der Bewegung des Metalls nach innen. Sie ist der Mond, bevor er abnimmt, groß, golden und voll. Die Jahreszeit ist der Nachsommer. Es ist die Zeit in der die Natur Wärme, Fülle und Überfluß zeigt, die Erntezeit. Die Farben der Erde sind gelb und braun, ihr Klima Feuchtigkeit, diese braucht die Erde zur Entfaltung der Fülle und Fruchtbarkeit- zur Ernte.

Menschen mit **Erde-Natur:** Diese Menschen zeigen sich der Natur der Erde entsprechend, ruhig und ausgeglichen, zuverlässig und traditionsbewußt, geschmackvoll, an Haus und Familie orientiert, Seelenqualität ist Intuition.

Der in **Ungleichgewicht** geratene „Erdmensch" ist unzuverlässig, zynisch, und skeptisch. Selbstmitleid und Melancholie sowie Grübeln, sich häufig stark ausgeprägte Sorgen machen den Wohlstand zu erhalten, im Kreis herum denken, übellaunige, wortkarge, vergrämte, nichts schätzen sind weitere wichtige Verhaltensmuster. Orale Genüsse spielen eine große Rolle.

„Den Kummer in sich hinein fressen".

Konstitutionstyp: Bleiche blasse Menschen mit fettiger, schlecht durchbluteter Haut, aufgedunsenes Gesicht, müder apathischer Gesichtsausdruck, langsame schwerfällige Bewegungen, Phlegmatiker, Hypochonder.

Neigung zu Verdauungsstörungen, Bindegewebsschwäche Hypotonie, Ödeme, Varizen, anfällig für Verspannungen im tiefer gelegenen Brustkorbbereich, Magengeschwüre und Schlaflosigkeit.

Qigong: Menschen mit Erd-Natur können alleine aus ihrem Beharren an Gewohntem überhaupt die Lust an den Übungen verlieren.

„Die Kräfte der Mitte erzeugen im Himmel
die Feuchtigkeit, auf der Erde den Erdboden
und im Menschen die Milz".
Suwen

Element Metall

das von allen Energieformen am dichtesten, entsteht durch die Energiebewegung nach innen. Es hat eine zusammenziehende Eigenschaft. Es ist der abnehmende Mond. Zugeordnet der Westen, die Trockenheit, der Herbst, eine Zeit der späten Reife und Ernte. Die Kräfte gehen nach innen, konzentrieren sich. Die Farbe ist weiß, von silbrig über opak bis perlmutt-schimmernd.

Menschen mit Metall-Natur, sind ehrlich, aufrichtig, gerechtigkeitsliebend, strukturell denkend und handelnd, diese Menschen sind zielstrebig, sparsame Sammler, sie haben Mut und besitzen Kühnheit.

Reaktionsweise auf **Belastung;** sind sie stumm leidend, fehlende Wärme und Sympathie machen sie depressiv, apathisch, kontaktarm, traurig, verschlossen, humorlose Menschen, egozentrische, introvertierte, Geizige, Sonderlinge und Einzelgänger, lustlos vergräbt sich gerne in seine Trauer und Enttäuschung.

„Die Trauer liegt mir wie ein Fels auf der Brust".

Konstitutionstyp: lang gewachsene, schlanke Menschen mit schmalem Thorax und ungelenkige Bewegungen, (gebückte Haltung). Langsame seufzende Atmung. Sonderlinge und Einzelgänger. Neigt zu Verspannungen im oberen Brustkorbbereich, und zur Atemlosigkeit.

Qigong: Menschen mit Metall-Natur zweifeln an der Wirksamkeit der Übungen.

„Die Kräfte des Herbst erzeugen in Himmel die
Trockenheit, auf der Erde das Metall
und im Menschen die Lunge und den Dickdarm".
Suwen

Element Wasser

Die Energie des Wasser sinkt nach unten. Dies ist die Phase im Zyklus, in der die Dinge den Punkt der größten Ruhe und Konzentration erreichen. Sie ist der

Neumond, der dunkel ist und im Begriff, neues Leben zu geben. Die Jahreszeit des Winters, die Zeit der kurzen Tage, das Leben zieht sich zurück es schlummert in den Samen. Die Farbe ist schwarz, aber auch transparent (wasserklar); der Norden und die Kälte gehören zum Element Wasser.

Menschen mit Wasser-Natur sind analog der Natur des Wassers ruhig, bedächtig, innerlich gelassen, willensstark, beharrlich und konsequent. Sie sind mutig tatkräftig, sie haben große Widerstandskraft und können Streß gut aushalten. „Wassermenschen" haben großes Selbstbewußtsein.

Reaktionsweise auf **Belastung:** Antriebslos übertriebene Ängstlichkeit, und Unsicherheit, geringes Selbstvertrauen, das Gefühl dem Leben nicht gewachsen zu sein. Ihre Belastbarkeit ist gering, und allzu oft leben sie von der Energie ihrer Mitmenschen.

„Starr vor Angst"

Konstitutionstyp: Ruhige Menschen mit langsamen Bewegungen. Erkrankungen des Urogentialtraktes. Anfällig im Kreuzbein und Lendenbereich, Qigong. Menschen mit Wasser-Natur haben oft Probleme mit ihrem Willen.

„Die Kräfte des Winters erzeugen im Himmel den Mond,
auf der Erde die Kälte und das Wasser
und im Menschen die Nieren und das Mark".
Suwen

Damit wir für unsere Schwächen mehr Verständnis aufbringen können, ist es gut zu wissen welchem Element wir zugeordnet sind. Es kann eine Bereicherung und Hilfe sein. So können wir unsere Nachteile, Vorteile und Qualitäten leichter in den Griff bekommen. Unser Handeln können wir besser verstehen und man kann sich adäquater verhalten und verbraucht weniger Energie unnütz. Ein Beispiel ein Mensch mit Metall-Natur wird durch das Erkennen seiner Grundstimmung leichter mit traurigen Verstimmungen fertig werden und leichter seine Sorgen loslassen können.

Überblick über die 5 Elemente

	Holz	Feuer	Erde	Metall	Wasser
Alter	0-30	um 30	um 40	50 -60	70
Jahreszeit	Frühling	Hochsommer	Spätsommer	Herbst	Winter
Tageszeit	Morgen	Mittag	früher Nachmittag	Nachmittag	Abend
Planeten	Jupiter	Mars	Saturn	Venus	Merkur
Farbe	blau	rot	braun gelb	weiß, silbrig schimmernd	schwarz
Sinnesorgane	Augen	Zunge	Mund	Nase	Ohren
Geschmack	sauer	bitter	süß	beißend, scharf	salzig
Klang	brüllen rufen	lachen	singen	weinen	ächzend stöhnen
Wetter	Wind	Hitze	Feuchtigkeit	Trockenheit	Kälte
Körperflüssigkeiten	Tränen	Schweiß	Speichel	Nasensekret	Urin
Himmelsrichtungen	Osten	Süden	Mitte	Westen	Norden
Emotionen	Erregung, Zorn	Lachen, Lust, Freude	Sorge	Traurigkeit	Angst, Besorgnis
Yin Meridian	Leber	Herz	Milz	Lunge	Niere
Yang Meridian	Gallenblase	Dünndarm	Magen	Dickdarm	Blasen
Körpergewebe	Sehnen	Blutgefäße	Muskel	Körperhaare Haut	Knochen

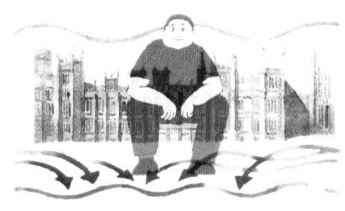

WASSER

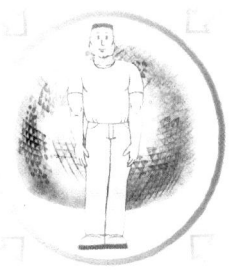

METALL

HOLZ

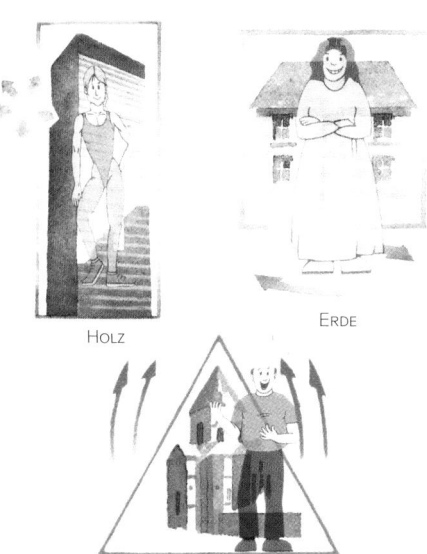

ERDE

FEUER

Das I Ging

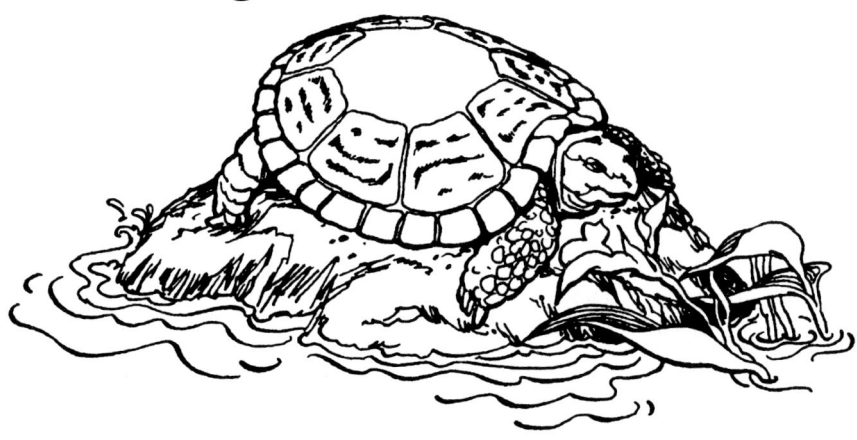

Der Prozeß der Veränderung und das Zusammenspiel von Yin und Yang werden in einem alten chinesischen Weissagungstext beschrieben, den man I Ging oder Buch der Wandlungen nennt. Die im I Ging enthaltenen Trigramme, die aus geteilten (Yin) und ungeteilten (Yang) Linien bestehen. Dieses traditionelles Orakelbuch soll nach der chinesischen Mythologie von Fu Xi, dem Vater der „Zivilisation" vor mehr als viertausend Jahren verfaßt worden sein.

Dieser Weise soll eines Tages am Ufer des Flusses Lo in Nordchina meditiert haben, als eine Schildkröte aus dem Wasser auftauchte. In einem Augenblick göttlicher Inspiration erkannte Fu Xi daß sich die ganze Welt in den regelmäßigen Zeichnungen auf dem Panzer der Schildkröte spiegelte. (Legende)

In den zu Dreiergruppen geordneten gebrochenen und ungebrochenen Linien drückt sich der Makrokosmos durch den Mikrokosmos der acht Trigramme aus, den möglichen Kombinationen aus drei ungebrochenen und gebrochenen Linien. Diese acht Zeichen symbolisieren alle Aspekte der Natur: Himmel, Erde, Feuer, Wasser, Berg, See, Wind und Donner. Weiterhin lassen sich alle Gefühlsregungen, physischen Stoffe, spirituellen Eigenschaften und überhaupt alle Dinge einem der acht Trigramme zuordnen. Im Buch der Wandlung werden alle möglichen Kombinationen dieser acht Symbole, woraus vierundsechzig Kapitel mit Weisheiten über die Natur des Wandels entstanden sind, beschrieben.

Universelle Gegensätze – Organische Gegensätze

| Himmel | Erde | Feuer | Wasser |

Elementare Gegensätze – Impulsive Gegensätze

| Berg | See | Wind | Donner |

Die Bewegung läuft im Uhrzeigersinn. Deswegen sind alle religiösen Rituale in dieser Drehrichtung, da es sich um eine Bewegung zum Licht (und Leben) handelt, das heißt weg von der Dunkelheit.
Traditionell hielt man die acht Trigramme für eine Familie, die die ursprüngliche Konfiguration energetischer Kräfte in jedem Aspekt des Lebens darstellte.

Vater Ki e'n (Ch'ien) der Himmel. Die drei durchgezogenen Linien zeigen ein Maximum an Yang- Kraft und rufen ein Gefühl der großen kreativen Kraft und Stärke in der Natur hervor. Dies ist die Kraft von Inspiration, Führerschaft, Willensstärke und Entschlossenheit.

Mutter Kun die Erde, das Empfangende. Hier haben wir die volle Yin Kraft, die durch drei durchbrochene Linien dargestellte wird. Diese Energie ist expansiv fruchtbar, gehorsam, untergeordnet, hingebend und tolerant. Sie bringt die Eigenschaft der Akzeptanz und der natürlichen Reaktionsfähigkeit mit sich. Hier ist die Kraft zu nähren, zu erhalten und anzupassen.

Ältester Sohn Chen (Zhen) der Donner. Die Kraft einer einzelnen Yang Linie unten durchdringt die beiden darüberliegenden Yin Linien. Wie auch der älteste Sohn in einer traditionellen Familie verleiht die Yang Kraft denen Unterstützung, die von ihr abhängig sind. Das Konzept des Donners überträgt die Kraft und Geschwindigkeit eines Funkens, der aus den Kräften von Yin und Yang geboren ist – und unwiderstehliche Freisetzung von gesammelter Energie, erschüttern aufregen, erschrecken.

Mittlerer Sohn Hum (K'an) das Wasser. Das „Abgründige", Die äußeren Linien des Trigramms sind zwei weiche Yin Linien. Dazwischen befindet sich eine starke Yang Linie. Das drückt die geheimnisvolle Kraft des Wassers aus und ruft das Empfinden von sehr tiefen, dunklen und kalten Energien hervor. Es besteht ein Gefühl von Zurückziehen, Absteigen und von etwas Tiefgreifendem. Hierin liegen aber auch Gefahr und große Schwierigkeiten, so wie gefährliche Grube, Loch, Falle.

Jüngster Sohn Ken (Gen) der Berg „das Stillehalten". So wie der große Berg auf der Erde ruht, so wird eine feste Yang Linie von zwei Yin Linien unterstützt, was für die Hilfe steht, die der junge Sohn wie auch die jüngste Tochter vom Rest der Familie erhält. Die Eigenschaft hier ist eine innere Stille, Ruhe und Meditation eine Quelle großer Stärke für die Familie in Zeiten zukünftiger Bedürfnisse. Steht für Hartnäckigkeit, widrig, ruhend.

Älteste Tochter Sun der Wind „das Sanfte". Die durchdringende Energie einer einzelnen Yin Linie drückt nach oben gegen zwei solide Yang Linien. Die Energie ist sanft und unsichtbar, aber trotzdem beständig, geduldig und arbeitet schwer. So wie man anderen an einem heißen Sommertag Kühlung zufächelt, arbeitet man still für sich, und die Brise wird von anderen wahrgenommen. Steht für sanft, mild, verzichten, abdanken, eindringend.

Mittlere Tochter Li das Feuer „das Haftende". Zwei Yang Linien werden von der Kraft einer einzelnen Yin Linie in der Mitte auseinandergerückt. Die Energie hier ist explosiv, es werden zwei Kräfte von der Mitte her auseinander geschoben. Es besteht ein Gefühl der Kraft der Erleuchtung, von Klarheit und Intelligenz. Steht für verlassen (sich) trennen, entfernen, leuchtend.

Jüngste Tochter Tui (Dui) der See „das Heitere". Die sanfte durchbrochene Yin Linie ruht auf den beiden Yang Linien, so wie ein kleines Kind vom Rest der Familie unterstützt wird. Das Gefühl hier ist sehr frisch, es ist die Qualität des Wachseins und der Anziehung sowie die Kraft von Kommunikation, Vergnügen und Offenherzigkeit. Die Ba Gua sind also ein Schlüssel zum Weltganzen: zu allen Prozessen, entwicklungen und Naturabläufen. Sie fassen die archetypischen Situationen der menschlichen Erfahrungen zusammen.

Erfahrungen und Mitteilungen meiner Seminarteilnehmer

Herr Günter W. kam 1990 zu mir. Am Anfang meiner Kurse schrieben mir meine Teilnehmer ihre Empfindungen auf. Herr W. beschrieb einen Qigong Nachmittag wie folgt:
„Am Anfang kam ich ziemlich unruhig (hektisch) aber positiv eingestellt hierher. Durch die anfänglichen Übungen verspürte ich eine deutliche Beruhigung (besonders im Solar Plexus) und Vertiefung des Atems. Während und nach der „Übung Ursprung des Lichts" spürte ich deutlich das Qi, wie es besonders meine müden Beine und durch den ganzen Körper strömte (auch Beine zittern). Die Kranichübung war körperlich leichter, konnte mir den ganzen Ablauf noch nicht merken (Beschreibung wäre toll). Ich fand auch den Abschluß gut, zuerst Wiederholung der Lichtübung sechsmal stehen und dann liegen, da konnte ich die Energie richtig genießen. Ich fühle mich guuuuuut. Der Schmerz an der linken Hand hat sich am Anfang verstärkt, dann gebessert".

Herr Hans G.: „Die billigste Medizin ist Qigong – es hat mir sehr geholfen, meinen Stress abzubauen".

Herr Günter St. gab mir den Eindruck eines Qigong-Nachmittag auch schriftlich 1990. „Gefühl positiv, anregend durchblutend verwunderlich, daß ich das lange Stehen aushielt, (er kam kurz nach der Chemotherapie), hätte ich mir nicht vorgestellt. Die Länge der Übung machte mich etwas ungeduldig, das ist aber ein altes esoterisches Problem von mir. Ich denke, daß mir die Übungen langfristig Geduld beibringen können. Aber nicht nur Geduld sonder auch Ruhe und Wohlbehagen".

Herr Martin H. kam wegen Asthma und Schlafstörungen 1990 zum Kurs. Anfänglich ging es ihm sogar schlechter, aber nach der vierten Stunde konnte er viel besser schlafen. Wir lernten Yeon Gong. Auch seine Anfälle hielten sich immer mehr in Grenzen, Aerosolspray benötigte er immer seltener, zum Kursende nach vier Monaten diente der Spray nur noch zur psychischen Unterstützung.

Frau Martha F. kam zu mir April 1994; durch die Chemotherapie hatte sie starke Sensibilitätsstörungen, ich mußte ihr beim Anziehen behilflich sein. Frau F. lernte schnell Xi Xi Hu gehen (Nierenstärkendes Gehen). Nach zwei Wochen konnte Frau F. sich selber wieder anziehen. Sie ist einmal weniger von fremder Hilfe abhängig. Frau F. nützte jede freie Minute die ihr zu Verfügung stand. Meine Klientin lernte wieder ihren Körper zu spüren und war sehr glücklich, daß sie den Weg zu Qigong gefunden hatte, die Lebensfreude wurde gesteigert, was zu einer höheren Lebensqualität beitrug.

Frau W. kam 1993 zu meinem Seminar, sie litt an einem Milzpankreascarzinom leider im letzten Stadium aber die Zeit die sie den Kurs besuchte, gab ihr sehr viel, mit dem Bär (Tierübungen von chinesischen Arzt Hua Tuo) und Xi Xi Ho holte sie sich die Lebensqualität zurück, der Krebs verlor an Aufmerksamkeit durch Qigong. Frau W. übte noch im Krankenhaus, Qigong gab ihr Sterbehilfe.

Frau A. kam nach einer Brustoperation 1990. Sie konnte den Arm nicht hochheben. In diesen Kurs unterrichtete ich die Kraniche, die zweite Übung wurde zu ihrer Lieblingsübung und die Beweglichkeit wurde immer besser. Frau A. besuchte noch einige Kurse bei mir und es geht ihr sehr gut.

Herr K. kam 1993; er hatte einen nicht operierbaren Tumor (Bestrahlungen nahm er auf sich). Herr K. nahm Einzelstunden und mit Yeon Gong und Xi Xi Hu ging es ihm bald wieder gut, so daß er seiner Arbeit wieder nachgehen konnte.

Frau A. 1994 leidet an Morbus Vegener, sie kam zu mir um mehr Luft zu bekommen, Anfangs erhöhte sich der Blutdruck etwas, aber mit dem Lenken der Energie ging es ihr bald gut. Aussage von Frau O: „Wenn es mir schlecht geht übe ich Qigong, aber Gott sei dank vergesse ich auch auf Qigong immer öfter, das ist ein Zeichen daß es mir gut geht."

Frau H. 1993 hat Leukämie Frau M. hatte schon bei Dr. Gerhard Wenzel einen Wochenendkurs besucht und konnte die Erste Kranichübung, auch Xi Xi Hu hatte sie schon kennengelernt, Frau H. war sehr fleißig, ich lernte ihr genauer noch das nierenstärkende Gehen und Frau H. hat bis jetzt ihre Krankheit im Griff. Regelmäßiges Üben ist für Frau H. ein liebevolles Bedürfnis geworden.

Im Kinder Qigong-Kurs lernte Hannes (9 Jahre) Qigong-Übungen Taiji-Qi-Ging – er hatte Asthma. Anfangs ging es Hannes bei den Übungen mit der Luft nicht ganz gut, denn er konzentrierte sich zu sehr auf den Übungsablauf, als er jedoch die Übungen konnte, gab es keinerlei Schwierigkeiten mit dem Atem. Hannes übt selbst in der Schule mit Begeisterung seine ihm spezielle Atemübung (die Brust öffnen). Er ist eines von den Kindern die ihrer Bezugpersonen alles zeigen und mitteilen.

„Wenn wir vollkommen wären,
hätten wir einander nicht nötig.

Weil ich schwach bin,
brauche ich deine Anerkennung.
Weil ich Fehler habe,
brauche ich dein Verständnis.
Weil ich unsicher bin,
will ich von dir akzeptiert werden.

Wenn wir vollkommen wären,
hätten wir einander nicht nötig.
Vollkommenes
bedarf keiner Ergänzung.
Fertiges
bedarf keiner Entwicklung.
Vollendetes
bedarf keiner Veränderung.
Unsere Fehler
sind treibende Kräfte
für unsere Beziehung.

Unsere Spannungen
machen unsere
Liebe dynamisch.

Unsere Konflikte
zeigen, ob unsere Beziehung
tragfähig ist.
Weil wir wandelbar sind,
können wir einander verwandeln.
Weil wir unvollkommen sind,
können wir einander lieben.

Wenn wir vollkommen wären,
hätten wir einander nicht nötig."

Qigong mit Kindern

Nachdem mein Enkelkind Sarah schon drei Jahre mit mir Qigong geübt hatte, kam in mir der Wunsch auf, mit Kindern Qigong zu praktizieren. Ich wußte, daß das eine neue Herausforderung für mich sein würde. Seminare für Erwachsene hielt ich zwar schon mehrere Jahre, dennoch war ich auf die erste Stunde und meine neuen Erfahrungen gespannt. Es kamen zehn Kinder im Alter von fünf bis zehn Jahren, sowohl Buben als auch Mädchen.

Zu Beginn erzählte ich von dem großen Land China, woher die Qigong Übungen kommen. Ich zeigte ihnen Bilder von der chinesischen Mauer, die sogar vom Mond aus gesehen werden kann. Den größeren Kindern war die chinesische Mauer ein Begriff. Anschließend setzten wir uns im Kreis auf, ich nahm einen Wollknäuel und warf ihn einem Mädchen zu. Dieses Mädchen (Doris) sagte ihren Namen und warf den Knäuel zu einem der anderen Kinder.

Jeder, der den Wollknäuel bekam, sagte den Namen und hielt den Faden des Knäuels fest. Wir hielten den Faden in unseren Händen und waren so miteinander verbunden. Nun begannen wir mit den Qigong Dehnungsübungen, um die Spannung abzubauen. Die Kinder wurden durch die Bewegung freier.

Über die „Pferdestellung" und „Katzenstellung" lernten wir die Grundstellung des Qigong. Von den fünf Tierbewegungen versuchten wir nun den „Affen". Ein Gelächter ging los. Diese Übung (die große Affenfamilie stiehlt Äpfel, um 1000 Jahre alt zu werden) machte den Kindern so viel Spaß, daß der Turnsaal fast zu klein wurde.

Dann zeigte ich die Übung „der Tiger".

Da Kinder ein großes Bewegungsbedürfnis haben, überlegte ich mir, wie ich sie langsam zur Meditation (in die Ruhe) führen könnte. Ich las ein meditatives Märchen vor, wobei alle Buben und Mädchen auf einer Decke lagen, mit den Händen auf dem Unterbauch. Der Atem ging mit der Meereswelle auf und ab. Mit jedem Auf hob sich der Bauch und mit jedem Ab senkte sich die Bauchdecke. Der Abschluß waren neun Kreise um den Nabel rechts und dann sechs Kreise links.

Jetzt war wieder Bewegung angesagt. Mit der Geschichte am See (Taiji-Qigong) bildeten wir einen Kreis rund um den See. (Es hat gerade aufgehört zu regnen und Nebel steigt auf – Übung „wecke das Qi"). Bei der Geschichte am See waren die Kinder sehr aufmerksam. Kinder brauchen eine bildliche Beschreibung um sich etwas vorstellen zu können

Zum Abschluß der Qigong Stunde imitierte jedes Kind ein Tier. Es waren Hasen,

Pferde, Spinnen ... zu sehen und zu hören. Die Stunde endete mit einem „Tiergarten".

Schon nach der ersten Stunde teilte mir die Mutter eines der Kinder mit, daß sich die Kopfschmerzen ihres Sohnes wesentlich gebessert hätten. Mittlerweile halte ich viele Kinder Qigong Kurse und es macht mir immer wieder sehr großen Spaß. Ich lerne von den Kindern und die Kinder von mir und auch ihre Eltern stellen positive Veränderungen fest; zum Beispiel weniger Atembeschwerden, bessere Konzentrationsfähigkeit.

Kinder üben gerne Qigong und Taiji, weil es ihrem natürlichen Bewegungsdrang neue Möglichkeiten der körperlichen Selbsterfahrung bietet. Schon ab 5 Jahren können Kinder unter Anleitung Qigong üben. In meinen Gruppen kommen Kinder mit Problemen wie Schlafstörungen, Asthma, Migräne, Konzentrationsschwäche. Kinder mit senso-motorischen Defiziten und Verhaltensauffälligkeiten.

Ich baue eine Qigongeinheit stets so auf, daß ich anfangs die verschiedenen Übungen wie Kreuztanzen oder Pendelschwung usw. als Be-wegungen zur Auflockerung, aber auch zum „Abtoben". Anschließend üben wir die Pferde-Katzenstellung usw. Übungen zur Atemwahrnehmung und Entspannung. Das Ende einer Stunde bildet eine kurze Meditation mit z. B. einer Phantasiereise oder ein meditatives Märchen.

Ein Grundsatz bei meinen Kinderkursen ist die Ausgewogenheit zwischen Ruhe und Bewegung, zwischen Entspannung und Spannung, zwischen **In-sich-Gehen und Aus-sich-Herausgehen,** zwischen Selbstbezug und Weltbezug. Denn wir leben zwischen den beiden Polen von Ruhe (Yin) und Bewegung (Yang). Diese beiden Gegensätze sind komplementär, das heißt sie ergänzen sich, und schließen sich nicht aus.

Wie wirken aber nun die Übungen auf Kinder mit sogenannten Auffälligkeiten oder auch Lernstörungen? Vielfach liegt diesem Problem ein innerer Spannungszustand bei den Kindern zugrunde, der in ihrer Person aber auch in ihrem sozialen Umfeld begründet sein kann. Da in einer Qigongeinheit der ganze Körper bewegt, gedehnt und gestreckt wird, lösen sich „fast von alleine" durch das äußere (=körperliche) Üben auch die inneren Verspannungen. Dabei achte ich darauf, daß die Kinder nicht die Luft anhalten, wenn es ihnen vielleicht anstrengend wird. Vielmehr sollen sie mit viel Freude und Lust erleben, wie sich ihre Stimmung verbessert, wenn sie einmal richtig kräftig prusten und schnaufen können. Durch das intensive Ausatmen können sehr viele psychische Spannungen gelöst und abgegeben werden. Dies geschieht indem wir (der Wind) die Wolken wegblasen, anschließend scheint die Sonne und ein Regenbogen steigt auf, den wir in den Hände hin und her schaukeln. Gleichzeitig strahlt die Sonne auch aus unseren Gesicht, d.h. wir haben die Augen weit offen und lachen uns gegenseitig zu.

Die Tatsache daß Kinder in der Schule einen „Sitzmarathon" absolvieren müssen und häufig zu Hause noch vor dem Computer oder Fernseher sitzen, führt dazu, daß körperliche Beweglichkeit und Belastbarkeit auf der Strecke bleiben Kinder die durch Qigong und Taiji aktiviert und körperlich gefordert werden, sorgen für ihren körperlichen Ausgleich. Der Körper wird in vielfältigster Form gekräftigt, und Haltungsschäden können verhindert oder behoben werden. Die geschmeidigen Bewegungen des Qigong wirken beruhigend auf hypermotorische Unruhe (Bewegungsunruhe) und gleichzeitig stimulierend bei einer eher phlegmatischen Konstitution.

Weiters ist es wichtig die Qigongstunde kindergerecht bzw. entwicklungsgemäß zu gestalten. Ausgewogenheit zwischen Willensbewegungen und Ausdrucksbewegungen ist erforderlich.

Greifend lernt das Kind begreifen, sehend gewinnt es Einsicht, stehend lernt es verstehen, hörend lernt es gehorchen (auch auf die innere Stimme des Gewissens).

Eure Kinder sind nicht eure Kinder.

„Sie sind die Söhne und Töchter der
Sehnsucht des Lebens nach sich selbst.
Sie kommen durch euch, aber nicht von euch,
und obwohl sie mit euch sind
gehören sie euch doch nicht.
Ihr dürft ihnen eure Liebe geben,
aber nicht eure Gedanken.
Denn sie haben ihre eigenen Gedanken.
Ihr dürft ihren Körpern ein Haus geben,
aber nicht ihren Seelen.
Denn ihre Seelen wohnen im Haus von morgen,
das ihr nicht besuchen könnt,
nicht einmal in euren Träumen.
Ihr dürft euch bemühen, wie sie zu sein,
aber versucht nicht, sie euch ähnlich zu machen.
Denn das Leben läuft nicht rückwärts,
noch verweilt es im Gestern.
Ihr seid die Bogen, von denen eure Kinder als
lebende Pfeile ausgeschickt werden".

Aus Khalil Gibran: Der Prophet

Meditation

Meditation (lat. meditari „nachsinnen", meditatio „Besinnung", besinnliche Betrachtung), die durch entsprechende Übungen bewirkte oder angestrebte geistige geistliche Sammlung. Ein Bild betrachtend, ein Rosenkranzgebet, ein Kinderlachen, eine Melodie hören und versinken, sind uns vertraute Augenblicke in denen wir oft „Gedanken-leer" werden, ohne uns darüber bewußt zu sein, daß es eine meditative Übung ist.

Immer mehr versuchen wir unser körperliches und geistiges Wohlbefinden durch äußere Bedingungen und Umstände abhängig zu machen. In unserer materiell bezogenen Gesellschaft haben wir gewaltige Fortschritte, Erfolge in den Naturwissenschaften, Medizin und Technik erzielt. Trotzdem finden wir kein beständiges Glück. Leider üben wir durch unser kurzsichtiges egoistisches Streben oft negativen Einfluß auf uns und unsere Umwelt aus. Wir und alle Erscheinungen unterliegen dem Wandel und sind nicht beständig, nicht verläßlich. Sehr oft fühlen wir uns trotz günstiger äußerer Umstände unglücklich. Subjektive Bedingungen wie unsere Haltung und unsere Weltsicht spielen dabei eine große Rolle, denn unser Wohlsein hängt mehr davon ab, wie wir die Welt betrachten und wie wir ihr begegnen, als davon was wir sehen.

Zudem spiegelt das **Außen** bekanntlich das **Innen** wieder, und ein unbefriedigter Geist wird vergeblich Befriedigung in äußeren Objekten suchen. Neben der Suche nach neuen Techniken, die nach außen gerichtet sind, ist es wichtig, auch Methoden zu entwickeln die nach innen wirken, die unser Bewußtsein verändern können. Ziel einer inneren Bildung sollte es sein, Gelassenheit und Heiterkeit in uns zu finden, um aus diesem inneren Wohlbefinden heraus wirkliches Wohlwollen für sich und anderen gegenüber ausstrahlen zu können. Die Meditation kann uns helfen dieses Ziel zu erreichen.

In der fernöstlichen Weisheitslehre erhebt sich der Meditierende in der Meditation über die vielen bestimmten Gehalte des Wirklichen zu dem Einen, das wegen des Übersteigens jener Gehalte als das Bestimmungslose Nichts erfahren wird, in Wahrheit geht es aber um das unvergleichbare Positive (meist als „Es"). Vor allem im Hinduismus und Buddhismus ist die Meditation eine der Stufen zur Erleuchtung und Erlösung. Der Zustand der tiefsten zugleich klarsten Versenkung wird im Buddhismus Samadhi „Sammlung" und Satori „Erfahrung" genannt.

Das Wesen der Meditation ist Tiefentspannung, völliges Loslassen, Erquickung in Leib und Seele zugleich, Enthobenheit. Der Mensch legt oder sitzt und verabschiedet alles Denken, bis ein seeliger Frieden den Körper und das Gemüt durchströmt, weil jetzt vom „Ich" nichts weiter vorhanden ist als ein ganz schwacher Rest, in dem es kein Denken um Angst, Sorge, Furcht oder Not gibt, sondern nur noch das Wahrnehmen heilender jenseitiger Mächte im Menschen, das Empfinden weltenthobener Geborgenheit.

Durch den Körper strömt wohlige Wärme, alles löst sich, auch seelisch. Es gibt keine Bedrängnisse, keine Probleme, kein „Ich". Anschließend steht man auf wie ein Verwandelter, alles erscheint anders.

Wir haben das Ziel erreicht wenn wir sagen können: „Ich errege mich nicht mehr, ich grüble nicht mehr im Kreis umher. Ich gräme mich nicht, kann mich über die Leidenschaften erheben. Ich werde viel früher ruhiger".

Dann arbeiten die Organe im Körper ruhig, dies bedeutet Regeneration und Harmonie (Gesundheit).

„Tue nichts mit dem Körper, als ihn entspannen;
schließe fest den Mund und bleibe still.
Leere Deinen Geist und denke an nichts;
ruhe bequem in Deinem Körper wie ein hohler Bambus,
weder gebend noch nehmend.
Bringe Deinen Geist, zur Ruhe.
Der große Weg ist ein Geist, der an nichts haftet.
Dies übend, wirst Du Meisterschaft erreichen.

Tilopa

Qigong-Übungen und Meditation können uns das Gefühl von Glück und Leichtigkeit und unendlicher Weite vermitteln. Diese Welt wiederum vermittelt uns den Grad der eigenen Un-Wichtigkeit, unserer Fähigkeit zur Demut und unsere Bereitschaft zur Liebe, uns und anderen gegenüber.

„Öffne Dein Herz und schaffe Klarheit – dann wirst du alles erreichen", sagt ein altes chinesisches Sprichwort.

Zur Praxis der Meditation

Der Ort soll ruhig, angenehm sein, ungestört, gut belüftet, Blumen, Räucherstäbchen, Bilder können angenehme Atmosphäre vermitteln. Die Kleidung locker, aber warm. Vor der Übung Darm und Harnblase entleeren. Keine Erwartungshaltung, nur geistige Bereitschaft zu üben, nichts erzwingen wollen, zulassen was kommen möchte.

Körperhaltung; kann sein im Sitzen auf einem Sessel, im halben oder ganzen Lotussitz, oder Schneidersitz, und in Rückenlage liegend. Sitzen auf einem Stuhl ohne sich anzulehnen, Unterschenkel stehen gerade, eine angenehme Haltung einnehmend. Wichtig ist, die Wirbelsäule soll gerade aufgerichtet, sein. Baihui (Scheitelpunkt) ist der höchste Punkt. Die Hände liegen auf den Knien.

Je nach Tageszeit werden die Hände in verschiedene Positionen gebracht.

Von Mitternacht bis ca. drei Stunden nach Sonnenaufgang schauen die Handinnenflächen nach oben, Laogong schaut zum Himmel.

Anschließend, bis knapp vor Mittag, sind die Hände senkrecht zum Boden gerichtet, der kleine Finger ruht auf den Knien.

Zu Mittag wenn die Sonne am höchsten steht, werden die Hände etwas weiter gedreht, so daß Laogong jeder Seite zueinander und leicht gegen den Boden schaut.

Am Nachmittag bis Mitternacht ruhen die Hände so auf den Knien, daß Laogong zum Knie bzw. zum Erdboden schaut. Die Augen sind meist geschlossen, oder leicht offen, so daß keine Umweltreize eindringen können.

Rückenlage. Diese Position ist besonders für schwache und kranke Personen geeignet. Die Unterlage sollte nicht zu weich sein, Kopf Hals und oberer Rücken sollten auf einen festen Kissen ruhen, nicht zu hoch. Man liegt ruhig entspannt auf dem Rücken die Hände seitlich von Körper Handinnenfläche zeigt zum Himmel. Daumen und Zeigefinger bilden einen Kreis, der bei schwachen Personen geschlossen bleibt, wenn es dem Übenden besser geht, wird der Kreis ganz leicht geöffnet, so daß zwischen Daumen und Zeigefinger ein kleiner Spalt entsteht.

Wenn wir eine passende Lage eingenommen haben, stellen wir alles ab was irgendwie Muskelarbeit erfordert. Wir legen das Oberlid zum Unterlid unsere Augen sind wie ein See still und klar. Wir entspannen die Schädeldecke, wir legen die Zunge auf dem Gaumen, der Mund wird entspannt indem wir uns im Geiste vorstellen alles ist „schöööön". Über das viele Schöne freuen wir uns, und indem wir uns freuen, lächeln wir, und dieses selige Lächeln behalten wir bei!

Indem wir den Mund entspannen, befreien wir uns von jeder Verkrampfung körperlich wie seelisch, wir stellen die gänzlich unnütze Arbeit der Muskeln ab, die
sobald wir nicht lächeln, den Mund verschließen. Das Ameisenheer der 10.000
Gedanken, die dauernd kommen und gehen und alle um unser Ich kreisen, um
unser Wohlergehen, unsere Pläne unsere Befürchtungen lassen wir los, sie ziehen
vorüber. Wir richten alle Aufmerksamkeit allein auf die Frage:
„Was macht der Atem?" Dann nehmen wir wahr, wie er kommt und geht, in uns.
Wie er langsam heraufsteigt, uns hebt, dehnt und erweitert, uns erfüllt hat und
wie er nun langsam wieder von uns weicht, hinausgeht, weggeht, ganz weit weg,
bis er entschwunden bleibt, worauf er dann – ganz von selbst – wieder zurück
zukehren wünscht und tatsächlich wieder in uns einzieht! Usw. Wir veranstalten
dabei aber keine Atemübungen, wir unterlassen jegliches Tun und machen nichts
aus dem eigenen Willen, wir lassen es geschehen, wir schauen nur zu, wie er, der
Atem, ganz nach seinem Belieben und seinen Notwendigkeiten kommt wie auch
geht, das eine Mal in uns anschwellend, uns hebend, dehnend, füllend, erwei-
ternd, und wie er dann wieder hinaus geht, und uns zusammensinken läßt, leer
und flach (Ebbe und Flut). Beim Einatmen zieht ein Empfinden von Kühle nach
oben hingehend durch den Körper. Das Ausatmen bringt die Erlösung, die
Entlastung, Befreiung, Zufriedenheit Freigiebigkeit, Gleichmut, Nachsinnen,
Beschauung, Entspannung, Ruhe den **Frieden.** Indem wir einatmen, zieht das
Leben in uns ein, die Tatkraft des Ichs, der Wille, Leichtigkeit, Helle, Erfrischung,
Belebung, Aufgeschlossenheit, Fröhlichkeit, der Eigenwille, doch indem wir den
Atem strömen lassen, geht der Eigenwille hinaus die Kraft das Selbsttun wollen,

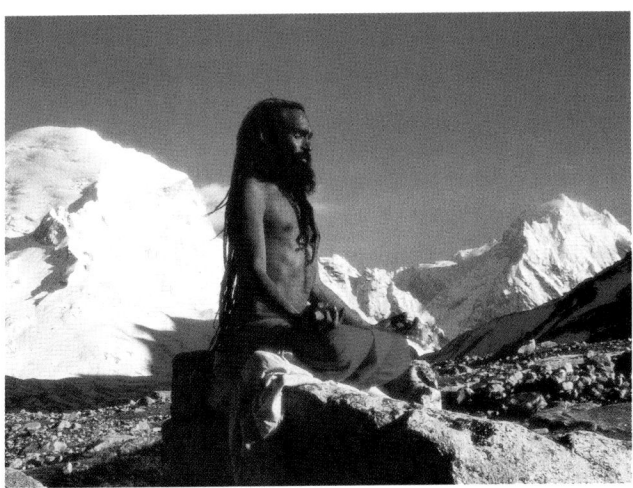

und in der völligen
Atemleere haben wir
die vollendete Ruhe,
die Ergebung, den
Verzicht auf alles
Eigene, weil wir jetzt
keine Kraft haben,
etwas Eigenes zu
tun. Wir sind mithin
„leer" geworden,
„still". Ein andere
Möglichkeit wäre
noch den Atem zu
zählen.

Bekenntnis zur Selbstachtung

„Ich bin ich selbst"
Virginia Satir

Es gibt auf der ganzen Welt keinen, der mir vollkommen gleich ist. Es gibt Menschen, die in manchem sind wie ich, aber niemand ist in allem wie ich. Deshalb ist alles, was von mir kommt, original mein; ich habe es gewählt. Alles was Teil meines Selbst ist, gehört mir – mein Körper und alles, was er tut, mein Geist und meine Seele mit allen dazugehörigen Gedanken und Ideen, meine Augen und alle Bilder, die sie aufnehmen, meine Gefühle, gleich welcher Art: Ärger, Freude, Frustration, Liebe, Enttäuschung, Erregung; mein Mund und alle Worte, die aus ihm kommen, höflich, liebevoll oder barsch, richtig oder falsch, meine Stimme, laut oder sanft, und alles was ich tue in Beziehung zu anderen und zu mir selbst. Mir gehört meine Phantasien, meine Träume, meine Hoffnung und meine Ängste. Mir gehören alle meine Siege und Erfolge, all meine Versagen und meine Fehler. Weil alles was zu mir gehört, mein Besitz ist, kann ich mit allem zutiefst vertraut werden. Wenn ich das werde, kann ich mich liebhaben und kann mit allem, was zu mir gehört, freundlich umgehen. Und dann kann ich möglich machen, daß alle Teile meiner selbst zu meinem Besten zusammenarbeiten.

Ich weiß, daß es manches an mir gibt, was mich verwirrt, und manches, was mir gar nicht bewußt ist. Aber solange ich liebevoll und freundlich mit mir selbst umgehe, kann ich mutig und voll Hoffnung darangehen, Wege durch die Wirrnis zu finden und Neues an mir selbst zu entdecken...

Wie immer ich in einem Augenblick aussehe und mich anhöre, was ich sage und tue, das bin ich. Es ist original (authentisch) und zeigt, wo ich diesen einen Augenblick stehe. Wenn ich später überdenke, wie ich aussah und mich anhöre, was ich sagte und tat, und wie ich gedacht und gefühlt habe, werde ich vielleicht bei manchem feststellen, daß es nicht ganz paßt. Ich kann dann das aufgeben, was nicht passend ist, und behalten, was sich als passend erwies, und ich erfinde Neues für das, was ich aufgegeben habe.

Ich kann sehen, hören, fühlen, denken, reden und handeln. Ich habe damit das Werkzeug, das mir hilft zu überleben, anderen Menschen nahe zu sein, produktiv zu sein und die Welt mit ihren Menschen und Dingen um mich herum zu begreifen und zu ordnen.

Ich gehöre mir, und deshalb kann ich mich lenken und bestimmen.

Ich bin ich, und ich bin wertvoll (OK).

„Wann werde ich zu staunen aufhören
und zu begreifen beginnen?"
sagte einst Gallileo Galilei und meinte:

...die unergründliche Tiefe des Weltalls,
die faszinierende Vielfalt der Kräfte der
Natur - die unvorstellbar subtil zur Ganzheit
vereinigten unterschiedlichen Erscheinungen,
Funktionen und Elemente eines wahrhaft
wunderbaren Organismus:
des menschlichen Körpers.

6,71 Millionen Krankenstandstage durch geschädigten Stütz- und Bewegungsapparat

„Alles Glück dieser Erde liegt auf den Rücken der Pferde" sagt ein arabisches Sprichwort. Nun ist der Rücken der Pferde wohl robust genug, um den Menschen zu tragen. Unsere eigene Wirbelsäule wird aber oft überanstrengt, wenn sie die zusätzlichen Erschütterungen des Reitens (Autofahren) zu erdulden hat. Weshalb? Durch die Entwicklung vom Vierbeiner – zum aufrechten Zweibeiner wurde die menschliche Wirbelsäule einer Belastung ausgesetzt, die ohne Beispiel ist. Sie läßt den Rücken anfällig werden.

Man kann sich das gesamte menschliche Rückgrat als eine Art Schiffsmast vorstellen, der im Becken verankert ist. Vierundzwanzig Wirbel, die alle aufeinander getürmt sind, bilden diesen Mast. Die Bänder vorn und hinten sowie die großen Muskelstränge und die kleinere Rückenmuskulatur halten ihn als Verspannung aufrecht.

Die leichte Krümmung der Wirbelsäule in Form eines Doppel-S kann einen Teil der Belastungen und der Stöße ausfedern. Die erforderliche Beweglichkeit wird durch die 3-10 mm dicken Bandscheiben zwischen den Wirbeln gewährleistet. Sie bestehen aus einem gallertartigen Kern, der von einem Faserring umgeben ist. Die Bandscheiben wirken wie Stoßdämpfer. Beim Autofahren und unkoodinierten Bewegungen fangen die Bandscheiben Druck und Neigung elastisch auf und vermeiden die Reibung zwischen den Wirbeln.

Die so eminent wichtige Elastizität der Bandscheiben hängt von ihrer Fähigkeit ab, Flüssigkeit aus dem umgebenden Gewebe aufzunehmen und zurückzugeben. Eine Bewegung, die abwechslungsweise belastet und entlastet, fördert diesen Stoffwechsel wie eine Pumpe. Eine Schüttelwirkung, wie beim Autofahren kann dagegen keine Entlastungsphase anbieten und wirkt als Presse auf die Bandscheiben.

Im geschützten Wirbelkanal befindet sich das Rückenmark. Es ist ein 40-50 cm langer Nervenstrang. Zwischen jedem Wirbel tritt eine Nervenwurzel aus. Wird die Bandscheibe abgenutzt und dadurch flacher, verengt sich die Austrittsöffnung der Nerven. Schon das kann schmerzhaft sein. Kommt dann noch ein Riß der Bandscheibe hinzu und wird der Gallertkern rückwärts hinausgepresst, wird möglicherweise ein Nerv eingeklemmt. So führt dies zu Schmerzzuständen.

Bewegung und Belastung der Wirbelsäule sind in der Lendengegend besonders groß. Deshalb erkrankt sie häufig. Die hier austretenden Nervenwurzeln führen ins Bein hinunter und lösen dann den berüchtigten und weitverbreiteten Ischias-Schmerz aus, der bis ins Bein ausstrahlt. Je nach Lage der Bandscheibenschäden können aber auch andere Körperpartien von ausstrahlenden Schmerzen befallen werden.

Von der stark beanspruchten, fein gebauten Halswirbelsäule führen die Nerven bis in die Fingerspitzen. Bandscheibenschäden in der Halswirbelsäule können deshalb nicht nur Nackenschmerzen verursachen, sondern auch Schmerzen in den Schultern und in der Herzgegend, in Armen und Händen nach sich ziehen.

Werden die Bandscheiben einer Dauerbelastung ausgesetzt, verlieren sie an Volumen und Elastizität. Die Bandscheiben werden oft überbelastet durch falsches Heben, Tragen, Sitzen. Um dem vorzubeugen, üben wir die 18fache Bewegungen. Denn der Mensch hat nur eine Wirbelsäule, und diese ist lebenswichtig. Vorbeugen lohnt sich.

Die Maßnahmen der physikalischen Medizin und Physiotherapie werden immer wichtiger, weil allein die Krankenstandstage, durch geschädigte Stütz- und Bewegungsapparat ausgelöst, auf eine Zahl von 6,71 Millionen pro Jahr kommen. Das bedeutet eine Ausfallsumme von ca. fünf Milliarden Schilling. (Es sind auch alle jene enthalten, die nicht arbeiten wollen.) Wenn es uns gelingt, ein Tausendstel (1/1000) dieser Krankenstandstage zu reduzieren, dann haben wir eine Einsparung von fünf Millionen erreicht.

Das heißt, um hier -zig Millionen einsparen zu können, wären Forschungsaufträge in der Höhe von 10 bis 30 Millionen pro Jahr durchaus gerechtfertigt. Jede Firma gibt dafür wenigstens ein Prozent aus, das ergäbe 50 Millionen für Forschung, Prophylaxe und Therapie.

Diese Zahlen stammen von den Wirbelsäulenschulen (Prof. Tilscher) sowie vom Hauptverband der Sozialversicherungsträger und dem Statistischen Zentralamt. Da Krankenhausaufenthalte und kurative Medizin in absehbarer Zeit schwindelnde Höhen erreichen werden, daß wir diese nicht mehr finanzieren können, andererseits Krankheiten des Stütz- und Bewegungsapparates ein Plus von 16 Prozent aufweisen, während Herz- Kreislauf Krankheiten um neun Prozent abgenommen haben, sollten wir unbedingt die konservativen Therapieanstrengungen verstärken, weil die kurative Medizin sonst um Jahrzehnte zu spät kommt. Mit anderen Worten: was die Prophylaxe, die physikalische und konservative Orthopädie gemeinsam in den nächsten Jahren unternehmen sollten, ist echte Gesundheitserziehung, angefangen beim Mutter-Kind-Turnen, Übungen im Vorschulalter, in den Kindergärten bis später in den Grundschulen. Gesundheitserziehung ist Bewegungserziehung: man lernt, wie man richtig sitzt, steht, hebt oder trägt und erhält ein völlig neues Körperbewußtsein. Wenn man bedenkt, daß:

- mit 4 Jahren 4 Prozent
- mit 14 Jahren 16 Prozent
- mit 25 Jahren jeder zweite Mensch Rückenprobleme hat, und
- mit 50 Jahren es kaum jemand gibt, der noch eine intakte Wirbelsäule hat, so sollte man mit der Vorbeugung schon im Kindesalter beginnen.

Mit Qigong-Übungen können wir die Kinder auf spielerische Weise auf die Belastungen im Leben – sei es körperlich wie psychisch – sehr gut vorbereiten.

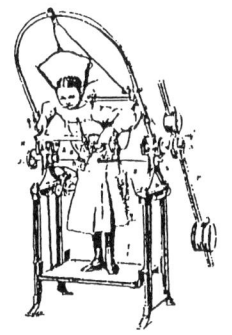

MASCHINELLE SKOLIOSEBEHANDLUNG
NACH WÜLLSTEIN

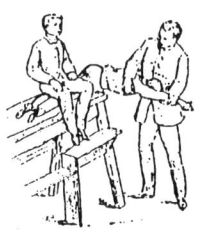

UMKRÜMMUNGSÜBUNGEN
NACH HOFFA

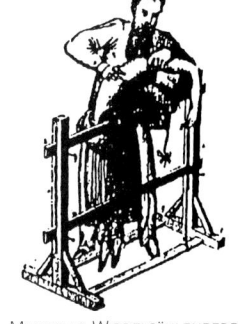

MANUELLE WIRBELSÄULENREDRESSION
UNTER EXTENSION NACH LORENZ

„Goldene Sonne, riesengroß
wie eine Flamme aus Blütenschoß.
Held, der schimmernde Strahlen schießt,
Sonne, die tausend Sonnen umschließt.
Ruhig verbreitest Du Dein Licht,
Freude verströmt Dein Angesicht,
Du stehst auf der Schwelle zum jungen Morgen
als hütender Engel vor unseren Sorgen.
Deine Strahlen hängen wie Honigfäden
in den Gärten
zwischen den Reben.
Sonne, Du gleichst einer goldenen Trompete,
ein Zimbel voll Licht
und funkelnder Flöte!
Mit erhobenen Händen grüße ich Dich!"
Anna de Noailles

Moxibustion

Mit Feuer gegen Schmerzen. In allen großen Sagen der Menschheitsgeschichte, in allen Religionen und damit fast zwangsläufig auch in nahezu allen Heils - und Heilungstheorien spielte das Feuer eine große Rolle. Und es gibt Wissenschafter, die behaupten, der Mensch habe erst begonnen, Mensch zu sein, als er sich das Feuer untertan gemacht habe. Das Feuer dient als Kälteschutz, der Verbesserung der Nahrung, der „Reinigung" der Seele und seit Entdeckung der heilenden Wirkung der Moxibustion auch der Heilung. Das liegt nun einige tausend Jahre zurück.

Akupunktur und Moxibustion sind als charakteristische therapeutische Maßnahmen der traditionellen chinesischen Medizin seit über 2000 Jahren im Schrifttum nachweisbar. Von China und Japan ging der Gebrauch des Moxa Krautes nach den Niederlanden. Die älteste in diesen Zusammenhang genannte Jahreszahl ist 1674. Damals konnte das Kraut bereits in Utrecht gekauft werden. Vorübergehend wieder in Vergessenheit geraten, kam das Brennen des Moxa Krautes 1760 wieder in Mode, wurde dann aber vorübergehend in der Heilkunde durch das Brenneisen abgelöst.

Übrigens war das Heilen mit Feuer und Wärme, ja sogar mit Kräuterverbrennung auch den alten Ägyptern und Griechen bereits bekannt, wurde dann aber, wie so viele der alten Künste, verteufelt und vergessen zugunsten einer vermeintlich rationelleren Methode. So heißt es in einem 2000 Jahre alten Buch von Hippokrates über Ischias unter anderem: „Wenn der Schmerz an einer bestimmten Stelle haftet und durch medikamentöse Mittel nicht zu bekämpfen ist, muß man die Stelle, wo der Schmerz seinen Sitz hat, mit rohem Flachs brennen." Dasselbe Mittel helfe auch gegen die Gelenkskrankheiten. Seit den frühen chinesischen Schriften hat sich auch die Form der Moxibustion weiterentwickelt. Eines ist seit alters her gleich: die Pflanzenart, die zum Heil-Brennen bevorzugt wird. Noch heute ist es eine Beifuß-Art. Die Moxa-Therapie verwendet dafür die Yomagi- Pflanze aus der Beifuß Familie, die am Ibuki Bergrücken, am Biwako-See bei Kyoto wächst. Aus dieser Yomagi Pflanze wird das Ibuki- Moxakraut gewonnen. Die Japaner glauben, daß auf dieser Pflanze der Segen des Himmels ruhe.

Wirkungsweise der Moxa Therapie

Vor allem einmal wird die Durchblutung im gemoxten Gewebe erhöht. Die kapillare Reserve wird zugänglich, dadurch tritt eine erhebliche Verbesserung der

Gewebedurchblutung und der Mikrozirkulation ein. Die Produktion der roten Blutkörperchen wird angeregt und erhöht sich deutlich meßbar im Laufe der Therapie. Das Abwehrsystem wird gestärkt.

Die Moxa Therapie ist ein Seitenzweig (Bruder) der klassischen chinesischen Akupunktur. In der Akupunktur kennt man das sogenannte Sekundenphänomen. Dieses Phänomen bedeutet, daß Beschwerden im wahrsten Sinne des Wortes während der Behandlung in Sekunden verschwinden. So ist auch die unglaublich schnelle Wirkung der Moxatherapie zu erklären Die Chinesen haben also drei Methoden, die Energiepunkte zu reizen bzw. anzuregen: Erstens durch Nadelung (Akupunktur), zweitens durch Brennen oder Erwärmen (Moxibustion) und drittens durch Massieren (Akupressur).

Akupunktur

Die Akupunktur gehört zu den im Westen bekanntesten Verfahren der traditionellen chinesischen Medizin (TCM – Akupressur, Chinesische Kräutermedizin, Tuina-Therapie Bewegungs- und Atemtherapie, Qigong).

Akupunktur (aus acus – Nadel und pungere – stechen). In der Epoche vor der Zeitwende wurden zu diesem Zweck Steinnadeln benutzt. Die Akupunktur dient nicht nur als Narkoseersatz sondern auch dazu, bei Operationen die Schmerzempfindlichkeit aufzuheben. Sie hilft bei zahlreichen Krankheiten.

Der Heilkundige kann mit Nadeln den Energiestrom je nach Bedarf schwächen, stärken, konzentrieren, umleiten und so das Lebensgleichgewicht (Yin-Yang) wiederherstellen.

Der Holländer Ten Rhyn veröffentlichte 1683 und der Deutsche Engelbert Kaempfer 1712 die ersten Bücher über Akupunktur. In Frankreich gab es im 18. und 19. Jahrhundert Ärzte, die die chinesische Nadelstecherei praktizierten. Die Akupunktur wurde dort vorübergehend sogar Mode. In Paris herrschte geradezu eine Akupunkturmanie, so daß sich die Patienten in einem Spital der französischen Hauptstadt „gegen die mit Nadeln bewaffneten Ärzte" empörten.

In Deutschland erforschte der Medizinprofessor Johann Baptist Friedreich die Nadeltherapie. Seine Erfahrungen legte er 1825 auf einem Kongreß in Frankfurt am Main einem Kreis von Naturforschern und Ärzte vor. 1829 erwarb der Schwede Gustav Landgren sein Doktorat an der Universität Uppsala mit einer Dissertation über Akupunktur.

Alles in allem führte die Akupunktur in Europa aber ein Schattendasein. Erst in unseren Tagen trat die Akupunktur ihren Siegeszug um die Welt an.

Ein Wiener Arzt, der Chirurg Professor Dr. Johannes Bischko, ist einer der Pioniere, die eine Brücke von der Schulmedizin zur Akupunktur geschlagen haben. Im März 1972 wurde eine Wiener Hausfrau als erste Patientin außerhalb Chinas bei einer Mandeloperation durch Akupunktur schmerzfrei gemacht – von Professor Bischko. Einerseits ist es die Wiener Schule, die der Akupunktur im Westen zum Durchbruch verholfen hat, andererseits die deutsch-französische Schule, die speziell in der Ohrakupunktur (Aurikolotherapie) Fortschritte erzielte.

Zur Vorbeugung und Heilung von Krankheiten werden also an bestimmten Stellen haarfeine Nadeln aus Gold, Silber oder Edelstahl in die Haut gestochen. Der Vorteil der Akupunktur ist, daß sie keine unerwünschten Nebenwirkungen hat. Das „Nadeln" hat auch in ansonsten schulmedizinisch orientierten Schmerzkliniken Einzug gehalten. Die Akupunktur bedeutet für viele Schmerzpatienten einen ersten Schritt aus der dauerhaften Medikamenteneinnahme.

Akupunktur-Massage

Nach alter asiatischer Auffassung ist es die Lebensenergie, die allen Korperfunktionen übergeordnet ist. Sie fließt in einem speziellen Kreislauf, nämlich in den Meridianen unseres Körpers. Störungen beruhen demnach auf einem örtlichen Überfluß oder Mangel an Lebensenergie. Akupunkturpunkte erfüllen Steuerungsaufgaben. Die Akupunktur-Massage (APM) entspringt diesem klassischen Vorbild. Sie wurde darüber hinaus den modernen Anforderungen angepaßt und verbindet traditionell chinesisches Denken mit modernen Erkenntnissen. Nadeln werden nicht verwendet. Statt dessen wird weich mit der Fingerbeere oder mit einem Massagestäbchen behandelt.

Die APM wendet sich an diesen Energiekreislauf. Behandlungen werden dem jeweils vorliegenden, individuellen energetische Zustand angepaßt. Kreuzschmerzen, Hexenschuß, Ischias, Heuschnupfen, Spondylose, Arthrose usw. werden als Energiefluß-Störung betrachtet und durch gezielte Energieverlagerung harmonisiert. Dabei kann zumeist die Wirkung der Behandlung sofort beobachtet werden.

Oft gelingt es schon in der ersten Behandlung, länger bestehende Störzustände, rheumatisch versteifte Gelenke, Arthrosen und auch unfallbedingte Bewegungseinschränkungen deutlich positiv zu beeinflußen.

Feng Shui - Wohnen in Harmonie

Auch aus Steinen,
die Dir in den Weg
gelegt werden,
kannst Du etwas
Schönes bauen."
Erich Kästner

(„Wind und Wasser") Die chinesische Kunst des gesunden Wohnens (Geomantie).
Der Ursprung des Feng Shui führt weit zurück in die Sung Dynastie. In dieser
Zeit hat sich in China die Philosophie von Yin und Yang entwickelt, die die
Grundlage der Traditionellen Chinesischen Medizin, der Kochkunst, der Kampfkunst und von vielem anderen geworden ist. Bei all diesen Künsten geht es, ver-
einfacht gesagt, immer darum, Yin und Yang in ein ausgeglichenes Verhältnis zu
bringen, und dies gilt ebenso für die Kunst des Feng Shui.
Indem Yin und Yang so ausbalanciert werden, daß ein optimales Qi (Energie)
entsteht, ergibt sich die Voraussetzung für Gesundheit und Vitalität. Die Chinesen sprechen von Energielinien oder Qi-Punkten im menschlichen Körper sowie
auch in der Natur, im Universum. Dieses Qi in der Welt erzeugt Wachstum und
Harmonie der Naturkräfte, die Kunst des Feng Shui besteht nun darin, dieses Qi
zu erkennen: in einem Raum, einem Gebäude oder anderswo.
In China wird Feng Shui seit Jahrtausenden praktiziert, sowohl um den günstig-
sten Standort für den Bau eines Wohn- oder Geschäftshauses zu bestimmen als
auch um die günstigste Lage von Büro, Haupttüren, Küchen und Schlafräumen
herauszufinden.
Das Bagua ist im Feng Shui ein beliebtes und einfaches Hilfsmittel, es symboli-
siert die acht Lebensbereiche, die über ein oktogonales Raster auf den Grundriß,
z.B. eines Hauses übertragen werden. Die acht Lebensbereiche sind folgender-
maßen aufgeteilt: Karriere, Wissen, Familie, Reichtum, Ruhm, Partnerschaft,
Kinder, hilfreiche Menschen.
Eines der weitverbreitetsten Bagua-Systeme ist das tibetanische „Drei Türen
Bagua". Wie es der Name schon andeutet, ist die Wohnungs-, Zimmer- oder
Hauseingangstür die Öffnung. Übertragen wir das Bagua auf den Grundriß einer
Wohnung oder eines Raumes, so sind die acht Lebensbereiche wie auf der

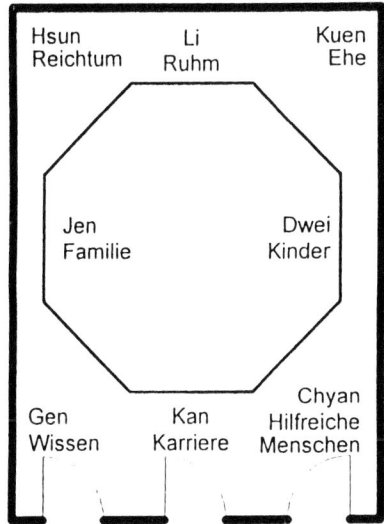

Hsun | Li | Kuen
Reichtum | Ruhm | Ehe

Jen | | Dwei
Familie | | Kinder

Gen | Kan | Chyan
Wissen | Karriere | Hilfreiche Menschen

Zeichnung zu deuten. Der mittlere Bereich bleibt leer, er symbolisiert das Taiji, das Zentrum. Die oben aufgeführten Bezeichnungen für die acht Lebensbereiche sind lediglich Anhaltspunkte, deren einzelne Interpretation weit mehr beinhaltet. So steht z.B. der Bereich Kinder nicht nur für unsere Kinder, sondern er symbolisiert auch unsere Zukunft – das was für uns wachsen soll, oder unsere Kreativität. Der Bereich Reichtum wird oft nur mit Wohlstand oder Geld in Beziehung gesetzt, doch er beinhaltet auch alle glücklichen Umstände, die uns im Leben weiterbringen.

Unsere moderne Architektur hat die Tendenz, verwinkelte und verschachtelte Grundrisse zu konstruieren, um so die bestmögliche Ausnutzung der Flächen nach wirtschaftlichen Gesichtspunkten zu erreichen. Dadurch entsteht zwangsläufig auch Wohnungs- oder Raumgrundrisse in L oder U-Form, sowie Schrägen, die nach Feng Shui Gesichtspunkten als disharmonisch gelten.

Wenden wir unser Drei Türen Bagua z.B. auf ein L-förmiges Zimmer an so können wir sehr schnell erkennen, welcher Lebensbereich hier fehlt, bzw. mit welchen Problemen die Bewohner konfrontiert werden. Dieser Zusammenhang zwischen Umfeld (Zimmer) und Personen gründet in dem universalen „Wie Innen so Aussen".

Feng Shui zeigt uns jedoch nicht nur bestehende Probleme, je nach Betrachtungsweise finden wir eine Fülle von Möglichkeiten, disharmonische Lebensumstände harmonisch auszugleichen.

„Feng Shui ist das Lächeln im Raum"

„Der Schöpfer hat dem Menschen den Verstand gegeben, damit er mit ihm die wunderbare Ordnung der Natur erkenne und das Erkannte zur Grundlage der Ordnung der eigenen Verhältnisse mache."
Johannes Kepler

Viele Schritte zum Qigong-Lehrer

Als mir das erste Mal Qigong (und Taiji-Quan) in der Pause eines Seminars begegnete, schüttelte ich den Kopf, die Übungen kamen mir so fremdartig vor. Eine Seminarteilnehmerin zeigte uns eine Qigong Übung. Es war sehr interessant, da diese langsamen Bewegungen besondere Empfindungen weckten, die ich nicht zuordnen konnte. Die ganze Woche über schlossen sich einige Teilnehmer und ich den morgendlichen Übungen an.

Wie so oft im Leben nimmt man sich vor, diese kleinen Übungen zu Hause zu praktizieren. Aber der innere „Schweinehund" ließ es nicht zu, und so blieb es bei einem ersten Versuch.

Ein Jahr später animierte mich eine Patientin, bei Dr. Gerhard Wenzel ein Qigong Seminar zu besuchen. Zu dieser Zeit gab es noch sehr wenige in Österreich, die Qigong übten, geschweige denn unterrichteten. Bei diesen Wochenenden verspürte ich das Qi besonders deutlich. Es war für mich ein neues Erlebnis, meinen Körper ruhig entspannt zu empfinden. Normalerweise identifizieren wir uns mit unserem Körper (ich bin groß, stark, habe Hunger, bin dick...). Durch die Qigong-Übungen lernte ich nach Innen in meinen Körper zu gehen. In diesem Stadium meines Körperempfindens waren die Eindrücke, die ich von meinen Körper hatte, hauptsächlich auf die Haut und die Hände beschränkt.

Mal fühlte es sich an wie eine kühle Dusche, die über die Haut rieselt und eine leichte Gänsehaut erzeugte, manchmal wie ein wärmender Sonnenstrahl, der ein zartes Prickeln hinterläßt. Meine Hände wurden sehr warm und durchblutet. Beim Zhang Zuang (Übung stehen wie ein Baum) flatterten meine Hände als ob sie Flügel wären.

„Berauscht" verabschiedete ich mich bei Dr. Wenzel und Sepp Lechner, der sein erster Schüler war. Dr. Wenzel fragte mich damals, wie es mit mir weiterginge, ob ich nicht Lust hätte Qigong zu unterrichten. Er meinte ich hätte die Fähigkeit dazu. In der Folge fuhr ich oft zu Kursen nach Schwarzach-St. Veit. Ein großes Erlebnis war das Seminar mit Prof. Cong, ich erwartete mir, daß wir die Kranichbewegungen üben würden, aber statt dessen lernte uns Prof. Cong das nierenstärkende Gehen. Ich war etwas enttäuscht auch über die viele Theorie, er ließ uns lange ungeduldig stehen und trug seine Philosophie vor. Aber zu guter letzt war ich nach diesem Wochenende voller Energie, daß ich der Welt ein Loch hätte schlagen können. Ich begriff vieles noch nicht, aber ließ es geschehen. Von diesem Tag an übte ich sehr fleißig. Bei den nachfolgenden Seminaren mit Prof.

Cong versuchte ich, mir soviel wie möglich von der Theorie zu merken und zu notieren.

Es folgten noch Seminare bei Meister Ko Jai Sik, bei dem wir die Tierbewegungen, den Sechser und Yeon Gong, die 18 Bewegungen für die Wirbelsäule, lernten. Auf der Kinderalm um fünf Uhr früh übten wir vier Tage lang, selbst ein Marder ließ sich durch uns nicht erschrecken. Meister Ko unterrichtete die Qigong-Übungen wesentlich schneller, als ich gewohnt war. Die Theorie und Praxis über die Osteopathie war sehr interessant, und als Monika (Kursteilnehmerin) sich nach der Behandlung viel besser bewegen konnte, brachte uns das ins Staunen. Bei Dr. Lichtenauer übte ich die Tierbewegungen an mehreren Wochenenden weiter.

Zwei wunderschöne verlängerte Wochenenden hatte ich im Kloster Augsburg erlebt. Der Garten des Klosters erinnerte mich an meines Vaters Garten, in dem alles wachsen durfte, wie es wuchs ohne Zentimetermaß. Dr. Wenzel unterrichtete Theorie im Freien, unter Windspielen und bei Vogelgesang. Beim ersten Seminar wurden die Kraniche wiederholt, wo wir uns zum ersten mal gegenseitig korrigieren mußten. Das zweite mal übten wir die Bafanhuangong „Acht Brokatschätze". Bei fleischloser Kost und Mitternachtsmeditation kam ich Qigong immer näher. Die Empfindungen dieser Tage werde ich nie vergessen...

Ein besonderes Ereignis war auch der Kurs in meinem Institut, in dem Dr. Gerhard Wenzel die Achtfache Rückkehr wiederholte und im Wald gingen wir Xi Xi Hu. Zu dieser Zeit war das Lehrer-Schüler-Verhältnis sehr intensiv, ich begegnete Dr. Gerhard Wenzel mit größtem Respekt. Bei Tisch wurden wissenschaftliche Gespräche über Komplementärmedizin geführt, mit Alfred Kyrer (damals Rektor der Universität Salzburg). Sepp Lechner und Arpad Romandy hielten ebenfalls Kurse in meinem Institut.

Da Qigong für mich das Konzept zum glücklich sein war, wollte ich lange keine Kurse halten, Qigong gehörte einfach mir, es war einfach wundervoll.

Nachdem mich Dr. Wenzel immer wieder gedrängt hat, Kurse zu veranstalten, faßte ich 1989 den Entschluß und hielt meinen ersten Kurs mit 6 Teilnehmern ab. Dieser Kurs war für mich sehr spannend, weil ich mir ein hohes Ziel setzte. Zwei Teilnehmer jenes Kurses kamen letztes Jahr wieder zu mir und darüber habe ich mich sehr gefreut. Man sagt ja bekanntlich: „Wer einmal die Quelle betritt, kommt zu ihr zurück".

1995 hatte ich das Glück, mit Prof. Cong alleine auf die Kinderalm zu gehen. Er ermahnte mich mehr aus der Mitte · – aus dem Taiji – zu gehen, ich war ihm zuwenig locker. Oben auf der Alm teilten wir die Erdbeeren, die wir pflückten. Auf

einem windstillen Platz übten wir die achtfache Rückkehr, es war ganz besonderes schön mit Prof Cong zu üben. Er ist ein besonders liebenswürdiger Meister.
Qigong verhalf mir zu meiner Selbstsicherheit, und so beschloß ich die Prüfung für das gebundene Gewerbe zu absolvieren, meine Kolleginnen waren sehr erstaunt, daß ich mit 47 Jahren noch eine Prüfung schaffte.
1990 eröffnete ich mein Massagefachinstitut und von diesen Zeitpunkt war ich bereit regelmäßig Kurse zu halten, um meinen Kunden die Möglichkeit zu geben, für ihre Gesundheit selbst sorgen zu können. Qigong trug dazu bei, ihre Zivilisationskrankheiten in den Griff zu bekommen.
1996 beschloß ich, durch Zureden meines Sohnes Thomas, die Prüfung zum Qigong-Lehrer zu machen. Anfangs wehrte ich mich gegen diese Prüfung, weil ich der Ansicht war, daß ich ohnedies schon acht Jahre unterrichtete. Rückblickend gesehen, habe ich durch die Prüfungsvorbereitung sehr viel dazugelernt. Aber am meisten lernte ich während ich dieses Buch geschrieben habe. Die Notizen und Kassetten, die ich in den zwölf Jahren gemacht habe, waren mir beim Schreiben sehr behilflich.

Geschichte des Qigong

„Wir lesen Geschichte, um durch Rückblicke auf Altes, neue Kenntnisse zu erwerben", lautet ein chinesisches Sprichwort.
Qigong ist ein Juwel in Chinas kulturellem Erbe. Leider wurde dieses Juwel im Laufe der Zeit vernachlässigt und ist bis heute außerhalb des modernen Wissenschaftsgebäudes geblieben. Unsere Aufgabe ist es, seine Oberfläche vom Staub zu befreien, damit es, mit Hilfe der modernen Wissenschaft, zum Wohle der Menschheit, schöner denn je erstrahlt. Geschichte kann man mit einem langen Fluß vergleichen, auf dessen Oberfläche immer wieder kleine Wellen oder Blasen erscheinen, die leise, unbemerkt und rasch von Wirbeln verschluckt werden. Aber unter der Strömung ist vielleicht ein felsiges Flußbett, das festen Boden für die Konstruktion einer Brücke bietet.
Wenn wir den Fluß der Qigong Geschichte hinaufrudern, begegnen wir vielen scheinbar unbedeutenden Wellengekräusel und Luftblasen, wie etwa dem Buch „Sieben Beeinträchtigungen und acht Anreicherungen" aus der Frühlings- und Herbstperiode (770-475 v. Chr.), das jedoch seit 2000 Jahren in Vergessenheit geraten ist.
Es lohnt sich aber, dieses Werk, im Lichte moderner Wissenschaft intensiv für

eine verbesserte Sexualunterweisung zu studieren.

Man kann die Erfahrung der Vergangenheit, soweit sie nicht vergessen wurden, als Ratgeber für die Zukunft heranziehen. Die Geschichte ist voller Erfolge und Fehlschläge, Wahrheiten und Irrtümern, die oft auf den ersten Blick miteinander vermischt sind und nur durch sorgsames Studium auseinandergehalten werden können. Das Take Xuan Xue, eine philosophische Reihe aus dem 3. bis 6. Jh. nach Chr. wäre ein Beispiel dafür.

Andererseits ist der Klassiker „Vom Gelben Hof" ein guter Ratgeber, trotz seiner scheinbar abergläubischen Färbung. Jeder menschliche Körperteil ist darin als Wohnort eines bestimmten Gottes beschrieben, dies sind aber in Wirklichkeit Metaphern für physiologische Funktionen.

Qigong hat sich ja gleichzeitig mit anderen Formen der chinesischen Kultur entwickelt. Alle alten philosophischen Schulen konzentrieren sich auf den Menschen, aber mit der Betonung von jeweils anderen Aspekten, beim Konfuzianismus ist es die Harmonie zwischen menschlichem Verhalten und moralischer Kultivierung innerhalb des menschlichen Lebenssystem; für die Legalisten die Harmonie zwischen dem Einzelnen und der Gesellschaft im Rahmen des Gesellschaftssystems und für den Daoismus die Harmonie zwischen Mensch und Natur im Rahmen des kosmischen Systems.

Qigong beruht auf allen drei philosophischen Schulen, die ihrerseits aus dem Qigong, als einen Zweig der Lebenswissenschaft, Nahrung gezogen haben. Das heißt aber nicht, daß Qigong nur eine Mischung der drei Systeme darstellt. Beim Studium des Menschen interessiert sich der Konfuzianismus hauptsächlich für menschliche Gedanken und Verhaltensweise, während Qigong sich nur mit dem **„erworbenen Verhalten"** befaßt, um das „Urverhalten" zu vervollkommnen und die Eigensteuerung zu verbessern. Wir können die verschiedenen philosophischen Schulen mit bedruckten Stoffen vergleichen, und das Qigong mit einem schönen Kleid, das entsprechend dem Schönheitsempfinden des Schneiders, daraus gemacht wird.

Der früheste Klassiker des Qigong ist das „Buch der Wandlung", das Kaiser Wen während seiner Gefangenschaft im 12. Jh. vor Christus schrieb. Die 64 symbolischen Hexagramme darin haben tiefe Bedeutung im täglichen Leben. Das Buch ist aber nur eine Synthese der Gedanken über den Kosmos, die im Lian Shan der Xia Dynastie (21.-16. Jh, vor Chr.) und im Gui Zang der Shang Dynastie (16.-11. Jh. vor Chr.) schon enthalten sind. Die drei Bücher wurden ursprünglich zum Wahrsagen bzw. für Prophezeiungen mittels 8 Trigrammen benützt, einer Erfin-

dung von historischer Bedeutung, die dem bekannten Philosophen und Historiker Fu Xi dem ersten der mystischen chinesischen Kaiser, zugeschrieben wird.
Das Buch der Wandlung, beschäftigt sich mit dem Wechselspiel zwischen Mensch und Natur und wurde von Medizinern und Qigong-Meistern aller Generationen als „Bibel" angesehen.
Von besonderer Bedeutung für Qigong bezüglich „innerer Arbeit" ist das Can Tong Ji eine Abhandlung von Wei Bo Yang aus dem 2. Jh. n. Chr. über seine Kenntnisse der Energie und persönlichen Erfahrungen in der Erhaltung der Gesundheit. Das Buch trägt seinen Titel Can Tong Ji, weil es sich nach Ansicht des großen Gelehrten Zhu Xi (1130-1200) mit vielen Dingen befaßt (Can), die in Verbindung mit dem Buch der Wandlung stehen (Tong und Ji).
Im 8. Jh. v. Chr. verschwand die Westliche Zhou Dynastie (11. Jh.-771 vor Chr.) Das östliche Zhou wurde in zwei Perioden eingeteilt: die Frühlings- und Herbstperiode (770-476 v.Chr.) und die Periode der Streitenden Reiche (476-221 v. Chr.) während die hundert philosophischen Schulen miteinander wetteiferten und Qigong auf ein hohes theoretisches Niveau brachten. Das Leitprinzip wurde ausdrücklich in 45 Worten erklärt, die man in ein Stück Jade ritzte. Grob übersetzt lautet sie:
„Bei der Atmung atme tief ein und führe die Luft nach unten zur Bewahrung, Ausdehnung, Fixierung und Konsolidierung. Sie wird dann wie ein Keim aufgehen und im Körper kreisen, bis sie im Kopf landet. So identifizierst Du Dich mit Himmlischer Essenz oben und irdischer Essenz unten. Wer nach diesem Naturgesetz arbeitet, wird leben, wer dagegen arbeitet wird sterben."
China wurde vom Ersten Kaiser der Qin Dynastie (221-207 v. Chr.) geeint, dessen System zentraler Diktatur hatte für mehr als 2000 Jahren stärkste Wirkung auf das Feudalsystem Chinas. Um seine eigene Herrschaft zu stärken, befahl er, dissidente Gelehrte lebendig zu begraben und alle Bücher bis auf die von seiner Regierung anerkannten zu verbrennen. Durch Xiang Yu, wurde im Krieg mit Liu Bang, dem Begründer der Han Dynastie (206-220 n. Chr.) sogar die im Palast aufbewahrten Bände zerstört.
Zum Glück entkamen einige Klassiker dieser Zerstörung und wurden als Opfergegenstände in einem Grab in Changsha beigesetzt, das man 1974 entdeckte. Es sind gut erhaltene gespaltene Bambus-Stücke und Seidenmalereien; darunter befinden sich auch illustrierte Dao Yin Übungen für Fitneß, und Rezepte zur Pflege des Lebens, sowie Kopien des Klassikers vom „Dao der Macht", dem Buch der Wandlungen, und einigen medizinischen Büchern, die für das Studium des Qigong große Bedeutung haben.

In den Jin und Han Dynastien war die kulturelle Entwicklung nicht so stark, wie in der vorangegangenen Östlichen Zhou Periode, da die Bevölkerung durch die Kaiser zu vielen ideologischen Zwängen unterworfen waren. Unter diesem Kaiser befand sich auch Han Wu, der alle philosophischen Schulen außer dem Konfuzianismus verbot.

In Kanon der Medizin des „Gelben Kaisers" werden die Phänomene des Universums und des menschlichen Körpers aus materialistischer Sicht beschrieben und die dialektischen Beziehungen zwischen Ying (Essenz), Qi (Lebensenergie) und Shen (Geist) als fundamentale Theorie des Qigong bezeichnet.

Das Werk wurde in dieser Periode beendet, es ist allerdings hauptsächlich eine Zusammenfassung früherer philosophischer Klassiker. Das Huan Nan Zi, das unter dem Patronat von Liu An – dem Enkel des ersten Kaisers der Han Dynastie – entstanden war, enthält wenig, was nicht schon in den oben erwähnten daoistischen Klassikern vor der Qin Periode enthalten war und kann sich in der Tiefe der Gedanken kaum mit dem Can Tong Ji messen.

Während der Westlichen und Östlichen Jin Dynastien (265-420 n. Chr.) wurde der Buddhismus „chinesiziert" und das Hindu-Yoga kam nach China, während der Daoismus die Zeichen der Unreife abschüttelte, die für die Periode des Klassikers vom „Großen Frieden" charakteristisch waren. Das Buch des Gelben Hofes, Baopuzi (Der sich an die Einfachheit hält) und das „Buch der Selbstkultivierung und Langlebigkeit" aus der Jin Zeit sind zwar noch bei weitem unter dem Can Tong Ji und voller abergläubischer Ideen, haben aber großen Einfluß auf das Studium des Qigong in späteren Generationen gehabt.

Während der Sui (581-618 n. Chr.) und Tang (618-907) Dynastien wurde Qigong weitgehend klinisch angewendet. 610 publizierte Chao Yuanfang (550-630 n. Chr.) ein Arzt der Kaiserlichen Medizinischen Akademie, seine generelle Abhandlung über Ursachen und Symptome von Krankheiten, in der 213 Dao Yin-Übungen enthalten sind.

Sun Simiao (581-682 n. Chr.), ein bekannter Mediziner am Tang Hof, schrieb die „Wichtigsten Rezepte im Wert von Tausend Goldmünzen", in denen er eine Anzahl therapeutischer, auf Qigong basierender Übungen vorstellte. Sehr schöne Arbeiten wurden auch in Form von Dialogen mit den buddhistischen Mönch Zhi Yi (538-597 n. Chr.) und Hui Neng (638-713 n. Chr) veröffentlicht, deren praktische Betrachtungsweise des Qigong und tiefe Einsicht ins Qigong beeindrucken. Der tantrische Buddhismus der auf Reinheit des Körpers und Beherrschung des Geistes zur Erreichung der Buddhaschaft abzielte, verwurzelte sich jedoch in China nicht sehr.

Der Daoismus hingegen hatte seine Blütezeit während der Tang Dynastie, deren Gründer Li Yuan behauptet, von Laotse abzustammen. Daoismus erhielt hohen sozialen Status während der Nördlichen Song Dynastie (960-1127 n. Chr.), deren Kaiser Hui Zong sich selbst Kaiser des Daoismus nannte.

Nach seinem Tod 1135 n. Chr. und dem Rückzug der Song Regierung südlich des Yang Tse verfiel der Daoismus sehr schnell. Eine Reform wurde von Chen Tuan eingeleitet, und von Zhang Boduan weitergeführt, der sehr vom Can Tong Ji eingenommen war und Qigong-Übungen empfahl. Er schrieb auch das bekannte Buch „Verwirklichung der Wahrheit".

1163 n. Chr. Gründete Wang Chong Yang unter Berufung auf die Theorie in diesem Büchern die Quan Zhen Sekte (Vollkommene Verwirklichung), und beseitigte all die alten esoterischen Praktiken: wie etwaWeihrauch verbrennen und die Geister anrufen. Das Studium des Nei Dan (innere Alchemie/Energetische Verwandlung) durch diese Sekte brachte Qigong auf eine Höhere Ebene.

Die ganze Gesellschaft war jedoch damals von Neo-Konfuzianismus dominiert, die man oft Li Xue (Lernen des Prinzips) bezeichnet.

Ausgehend von den Prinzipien des Taiji (das Grosse Höchste) und Qi (Lebensenergie) praktizierten sie stilles Sitzen als Teil ihres pädagogischen Programms. Erst in der Ming Dynastie (1368-1644 n. Chr.) wurde ein ganzes Set von Methoden für stilles Sitzen ausgearbeitet und durch Wang Yang Ming (1472-1528 n. Chr.) und Gao Panneng (1561-1626 n. Chr.) weitergeführt.

In der konfuzianischen Schule der Qigong Übungen gab es keine Neuorientierung. Sie war bestenfalls eine Kombination der buddhistischen und der daoistischen Schulen. Immerhin wurde damit das Monopol dieser beiden Schulen auf Qigong während der Tang und Song Dynastie gebrochen. Qigong hat in vielen medizinischen Dokumenten jener Zeit und späterer Perioden Eingang gefunden. Die Allgemeine Sammlung für Heilige Stärkung aus dem frühen 12 Jh. – von Hofärzten zusammengestellt – enthält zwei Kapitel über Dao Yin und Qigong. Während der Ming und Qing Dynastien (1644-1911 n. Chr.) gab es in medizinischen Kreisen einen Boom und fast alle Ärzte waren involviert. Natürlich kann man die medizinische Anwendung von Qigong bis in die Han Dynastien zurückverfolgen, die Zeit, in der Kanon der Internen Medizin des Kaisers 2 verfaßt wurde; als Zhan Zhong Ying sich in Medizin und Qigong auskannte, und als Hua Tuo (bis 203 n. Chr.) das Fünf-Tiere-Spiel erfand – eine Gruppe von Fitneßübungen, die Bewegungen von Tigern, Hirschen, Bären, Affen und Vögel imitiert. Aber nie zuvor war Qigong als Heilkunst so umfassend praktiziert worden wie in den letzten zwei Kaiser-Dynastien.

Seit der Mitte des 12. Jh. n. Chr. ist in der Theorie und Praxis der Sekte des Vollkommenen Verwirklichung viel Neues geschaffen worden. Unter den Büchern aus der Ming und Qing Zeit wollen wir zwei erwähnen: Xing Ming Gui Zhi (Prinzipien der Lebenskraft), das sehr populär wurde, und das Wu Liu Xian Zong (Die von der Fee Wu Liu hinterlassenen Spuren), das großen akademischen Wert hat. In der späten Qing Dynastie verlor Qigong an Einfluß. In der frühen republikanischen Zeit (1911-1949) wurden einige Bücher über Qigong veröffentlicht, die meisten davon unbedeutend, außer den stillen Sitzmethoden.

Jiang Wei Qiao Yin Shi Zi das wegen seiner einfachen Sprache und praktischen Anleitungen sehr gut aufgenommen wurde. Insgesamt wurde Qigong jedoch vernachlässigt und war fast untergegangen.

Zum Glück wurde es in den frühen Fünfzigerjahren dieses Jahrhunderts zum Leben erweckt. Qigong wurde jedoch nur als Vorsorge für Krankheiten und zur Gesunderhaltung empfohlen. Während der Kulturrevolution (1966 bis 1976) wagte keiner mehr Qigong oder ähnliche Formen zu praktizieren, da sie als antirevolutionär galten. Sämtliche Krankenhäuser wurden in den ersten Jahren der Revolution (bis 1971) geschlossen und nach der Wiedereröffnung nur unter der Devise geführt, daß der Arzt ideologisch linientreu sein müsse. Erst 1978 begann sich Qigong Bewegungen langsam wieder zu regen. Es entstanden staatlich geführte Qigong-Institute.

Seitdem wird in verschiedenen Krebsforschungsinstituten, z.B. in Peking, die Wirkung des Qigong untersucht. Aus einen Bericht eines Institutes geht hervor, daß mit Qigong vorbehandelte Patienten, die Operationen und die anschließende Bestrahlung und Chemotherapie besser und kraftvoller überstehen, und daß die nachteiligen Wirkungen der Nachbehandlung bedeutend geringer sind, als man erwarten hatte.

1980 verbreitete sich der fliegende Kranich Qigong (Hexiangzhuang). Es wurde von Pang Heming entwickelt und von seinen Nachfolger Zhao Jinxiang publik gemacht.

1956 wurde in Changtu ein Spital eröffnet das ausschließlich Behandlungen mit Qigong durchführte, Asthma, Blutdruck Herzkreislauferkrankungen und Magendarmerkrankungen wurden behandelt. In der Folge wurden in Fushu, Fengshu und in der Sowjetunion (Leningrad und auf der Krim) Spitäler gegründet, wobei in der Sowjetunion hauptsächlich Krebskranke behandelt wurden. Weiters wurde in Canada und USA Qigong als eine staatlich anerkannte Heilmethode eingeführt. Inzwischen gibt es in Canada 7 Spitäler, die ausschließlich mit Qigong und Diät behandeln.

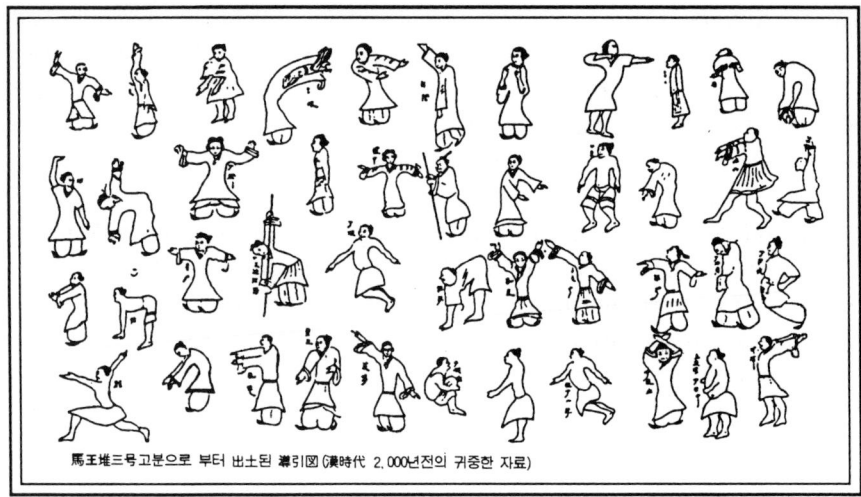

馬王堆三号고분으로 부터 出土된 導引図 (漢時代 2,000년전의 귀중한 자료)

Entwicklungsverlauf in Österreich

Anfang der 80er Jahre bildete sich Dr. Gerhard Wenzel in China in Akupunktur und TCM weiter und macht dabei Bekanntschaft mit Taiji-Quan und Qigong in Fuzhou bei den Lehrern (Meister) Zhang Xiao Ping und Prof. Cong Young Chun. Dieses angeeignete Wissen über TCM und Qigong und Taiji-Quan wendete Dr. Wenzel als erster praktischer Arzt in Österreich an seinen Patienten in seiner Praxis (Schwarzach) an.

1986 wurde in Wien im Pulmologischen Zentrum Baumgartner Höhe ein Versuch gestartet, um Astma bronchiale mit Qigong zu behandeln. Es war ein außerordentlicher Erfolg, die meisten Patienten wurden beschwerdefrei. Das medizinische Pflegepersonal gesellte sich ohne Aufforderung dazu und die Zivilisationskrankheiten wie Wirbelsäulenbeschwerden, Migräne und hoher Blutdruck haben sich eindeutig gebessert.

1981 brachte Meister Fuya Qiuan die Qigongübung „der fliegende Kranich" nach Österreich.

1981 brachte Meister Bei Xiao Feng Taiji Quan zu uns.

1983 Begann Dr. Gerhard Wenzel und Sepp Lechner mit Qigongkursen.

1986 wurde der Qigongverein in Pongau gegründet.

1987 war Meister Zhang Xiao Ping in Schwarzach. Er unterrichtete Taiji-Quan.

1986x Kam Prof. Cong Yong Chun nach Österreich und hielt in Wien und Schwarzach Kurse ab. Es wurde Ursprung des Lichts und Xi Xi Hu (nierenstärkendes Gehen) unterrichtet und viel Theorie.

Im Laufe der Jahre folgten noch viele Kurse mit Prof. Cong. Die ersten Qigong Lehrer wie Dr. Hölle, Ursula Schäfer, Dr. Niederwieser Dr. Lichtenauer, Norbert Herwegh, Dr. Bernhard Lichtenauer gingen aus dieser Schule hervor.

1986 war Meister Ko Jai Sik aus Korea in Schwarzach. Er lehrte die 18 Bewegungen, den Sechser und die 5 Tierbewegungen.

1996 Kam Prof. Lin Zhongpeng vom Forschungsinstitut für Qigong in Peking. Er unterrichtete die Übung Himmel und Erde erreichen, Tong Tian Guan Di.

In Wien hat sich das Institut Shambala entwickelt.

In Graz wurde von Oswald Elleberger ein Verein gegründet.

Glossarium

Abdomen Bauch

Abduktion Bewegung von der Mittellinie des Körpers nach außen

Absorbieren aufsaugen, verschlucken

Acus Nadel

Adaptionssyndrom krankhafte Erscheinung, die ihrem Wesen nach eine Anpassungsreaktion des Organismus auf krankmachende Reize ist; Streß

Adduktion heranziehende Bewegung eines Gliedes zum Körper

Adrenalin Hormon des Nebennierenmarks, Reizstoff der symphatischen Nervenfasern (wirkt haupsächlich Gefäßverengend, als Gegenhormon des Insulins, schwemmt Blutzellen aus der Milz aus).

Affirmation (lat. affirmatio) Bejahung

Aktivierung eine Funktion oder einen Mechanismus in Tätigkeit setzen bzw. bereits vorhandene Aktivitäten steigern.

Aktivität allgemeine Bezeichnung für jegliche Art von hauptsächlich durch innere Erregungen ausgelöster Tätigkeit des Organismus, und zwar sowohl der einzelnen Elemente wie Zellen, Gewebe oder Organe als auch des Gesamtorganismus. Der Begriff wird manchmal als Gegenstück zum Begriff Reaktion verwendet, der eine durch äußere Bedingungen ausgelösten Tätigkeit umfaßt, und zwar sowohl für physiologische als auch für psychische Sachverhalte.

Akupunktur Alte Heilmethode der chinesischen Medizin

Akupressur Chinesische Fingerdruckmassage

Alchemist Geheimwissenschaften, Naturwissenschaften „Paracelsus" Stein der Weisen

Alphawellen Wellen normaler Wellenform der (im Elektrozephalogramm aufgezeichneten) Hirnströme (Frequenz von 8-13 pro Sekunde)

Anmo Massage, die mit Händen oder Finger an sich selbst oder an anderen durchgeführt wird

Apathie (grich. apatheia) Teilnahmslosigkeit, Gleichgültigkeit.

Aspekt (lat. aspectus Hinsehen) Sehweise von einem bestimmten Standort aus; Stellung.

Aurikolotherapie Ohrakupunktur (lat. auricula – Öhrchen)

Authentisch verbürgt, echt

Ayurveda Wissen vom (langen) Leben (von Gesundheit); altes naturheilkundliches System Indiens

Bagua „Acht Trigramme", acht Zeichen, die aus durchzogenen und unterbrochenen Linien (Yin Yang-Symbole) bestehen; sie sind die Grundlage des Yijing (auch Pa Kua). Das Achteck, dem verschiede Qualitäten zugeordet werden, ist auch Grundlage des Feng Shui, des geomantrischen Systems Chinas.

Baihui Scheitelpunkt (höchster Punkt am Kopf)

Baopuzi „Der Meister, der am Einfachen festhält" (Medizinbuch) Beiname des Daoisten Ge Hong,

Bewußtsein Zustand des einfachen, subjektiven Sich Gewahrseins von Lebensfunktionen im Hier und Jetzt und damit Auslöser von Verhaltensmustern, die auf Gewohnheit beruhen. Leben ist hier auf bloßes Existieren reduziert. Kennzeichnet die Beziehung zwischen Materie und Geist. Das Leben dient der Selbsterkenntnis.

Biologie Lehre vom Leben

Biofeedback Rückmeldung von nicht direkt wahrnehmbaren physiologischen Prozessen wie z.B. Herzfrequenzen Blutdruck, elektrische Muskel- oder Hirnaktivität durch ein wahrnehmbares Signal. Benötigt wird dazu ein Biorezeptor, der die betreffende Organfunktion erfaßt und als, elektrische Potentiale darstellen kann. Diese Potentiale werden verstärkt und in direkt wahrnehmbare visuelle oder akustische Signale umgeformt.

Biopotential Elektrischer Potentialunterschied zwischen zwei an einem Organismus angebrachten Meßstellen. Entsteht durch die Aktivität biologischer Systeme durch Muskelkontraktion oder Gehirnaktivität.

Boom plötzlicher (wirtschaftlicher) Aufschwung, Hochkonjuktur

Brahma (Skrt.) hinduistischer Gott, der den Aspekt des Schöpfens verkörpert. Der erste Gott der Hindu- Trinität, bestehend aus: Brahma, Vishnu und Shiva.

Bronchitis Entzündung der Schleimhaut im Bereich der Luftröhrenäste (durch Erkältung, Infektion)

Buddha (altindisch der Erwachte, der Erleuchtete) Ehrenname des indischen Religionsstifters

Chakra indisch wörtlich „Rad" oder „Kreis". Ausdruck für die Energiezentren, die sich entlang der Wirbelsäule im feinstofflichen Körper befinden. Es gibt 7 Hauptchakren.

Charisma Gabe und Eigenschaften, die wir in uns tragen; persönliche Ausstrahlung

Chronisch sich langsam entwickelnd, langsam verlaufend

Cao Trockenheit, Waisu des Herbstes

Chen der Donner

Chongmai Durchdringungsgefäß, Wundermeridian

Cortex Hirnrinde; Struktur aus Nervenzellen auf der Oberfläche beider Gehirnhälften

Colitis Ulcerosa schwerwiegende Entzündung im Dickdarm mit Eiterung und Geschwürbildung

Daimai Gürtelgefäß

Dachang Dickdarm

Dan Gallenblase

Dantian Zinnoberfeld, sowohl (3) Körperstellen als auch Konzentrationorte während der Übungen

Dao Zentraler Begriff des Daoismus, übersetzt mit „Mitte", „Ziel", „Vollkommene Ordnung"

Daodejing grundlegendes Werk des Daoismus, dem Laotse zu geschrieben

Daoismus philosophische Grundhaltung und Lebensweise, Grundlage für das daoistische Qigong

Dazhoutian „Großer himmlischer Kreislauf:" das Yuanqi, das zuerst über den kleinen himmlischen Kreislauf in die drei Dantian gebracht werden muß, zirkuliert von den 3 Dantian aus über alle Meridiane im ganzen Körper.

Daoyin ältere Bezeichnung für die Qi-Übungen; bedeutet Lenken und Leiten von Qi sowohl durch Vorstellung als auch durch Bewegung

Daoyin Shen Lenken und Leiten von Qi in der Vorstellung

Daoyinshu „Methode des Fühlens und Lenken", alte Bezeichnung für Qigong

De zentraler Begriff für den Daoismus, übersetzt mit „Weg" bzw."Wirkkraft" des Dao

Deltawellen rhythmische Gehirnwellen mit großer Amplitude und einer Frequenz von 1 bis 4 Hertz

Deltoideus Oberarmmuskel

Dentriten kurze Fortsätze an der Nervenzelle, die normalerweise über die Synapsen aufgenommene Erregungen zum Zellkörper leiten.

Depression seelische Verstimmung, Niedergeschlagenheit, traurige Verfassung

Diabetes Mellitus Zuckererkrankung

Diagnose Erkennen von Krankheiten, eines Krankheitsbildes.

Dialektik Kunst des Argumentierens (nach den Sophisten); Weg des Denkens nach den dreier Schritt von These, Antithese und Synthese (nach Hegel); die Entwicklung der Wirklichkeit in realen Gegensätzen (nach K. Marx)

Diffusion Ausbreitung, Vermischung

Digestiv die Verdauung betreffend, anregend.

Dissidente (lat. dissentio) Meinungsverschiedenheit, bin anderer Meinung (anders gläubig)

Distress negativ besetzter Streß

Dumai Lenkergefäß, ein Sondermeridian, verläuft von der Steißbeinspitze über die Wirbelsäule zum Scheitel, über das Gesicht bis zum Oberkiefer

Dualität wechselseitige Zuordnung zweier Begriffe (rund - nicht - rund)

Drüsen Organe, die flüssige oder talgförmige Stoffe (Schweiß, Speichel, Magensaft, Galle,) oder Hormone absondern.

Dysregulation (dys - grch). miß, übel,

Egoismus Eigenliebe, Selbstsucht

Ego Das prozeßorientierte Konzept sieht das Ego nicht als statischen „Zustand", sondern definiert es als einen der möglichen Betrachter in uns. Es ist das Ich, das sich, jedenfalls zu Beginn, meist einseitig mit dem identifiziert, was wir als den primären Prozeß bezeichnen. Aber das Ego kommt im Laufe seiner Entwicklung in Konflikt mit den sekundären Prozessen, bis es lernt, nicht nur sich selbst, sondern auch die sekundären Prozesse zu betrachten; bis es zum Metakommunikator wird und lernt, der gesamten Persönlichkeit als fairer, neutraler Beobachter zur Verfügung zu stehen.

Elektrozephalogramm (EEG) Aufzeichnung der durch die Gehirnaktivität erzeugten bioelektrischen Potentialschwankungen, die sich mit, auf die Kopfhaut geklebten, Elektroden ableiten lassen.

Elixierfeld Dantian, Zinnoberfeld Konzentrationsorte während der Übungen im Unterbauch

Emphysem Luftansammlung im Gewebe (Lunge)

Emotionalität gefühlsmäßige Wertung, Gesamtheit der gefühlsmäßigen Zustimmung oder Ablehnung.

Endorphine körpereigene Substanzen (Botenstoffe)

Endokrines System bezeichnet das hormonelles System des menschlichen Körpers; Drüsen mit innerer Sekretion (Hormone)

Epilepsie Fallsucht. Erbliche oder als Folge von Verletzungen und Geschwüren auftretende Gehirnerkrankung. Krampfanfälle mit Zuckungen des ganzen Körpers

Ergotrop (lat. ergo - also, folglich) im Sinne einer Leistungssteigerung wirkend

Ethnologie allgemeine Völkerkunde

Entelechie (grch. entelecheia-ununterbrochene Tätigkeit) die – Philosophie dem Organismus innewohnedes Entwicklungs- und Formprinzip

Eustress positiv besetzter Streß

Exspiration Ausatmung

Extremitäten Bezeichnung für Gliedmaßen. (Arme und Beine.)

Fagong das Aussenden von persönlichen Qi (durch die Hände), z.b. zu Heilungszwecken

Fali „ausbrechende Kraft", explosionsartige Kraft aus dem Dantian, die z. B. in der Kampfkunst eingesetzt werden kann

Fei Lunge

Feijing Lungenmeridian

Feng Wind, Zugluft, Waisu des Frühling

Feng Shui „Wind-Wasser"; das Wissen von den Kräften der Natur, chin. Geomantie (Harmonie in der Wohnung)

Feudalismus Vorherrschaft des Adels (feudal-vornehm)

Frontalhirn Stirnhirn

Frustration (lat. frusta, vergeblich, vereitelt) Enttäuschung das Versagtbleiben einer Erwartung

Fu „Die sechs Eingeweide", Yang (Hohl-) Organe: Dünndarm Dickdarm, Magen, Blase, Gallenblase und dreifacher Erwärmer

Fuqi Aufnahme von Qi

Gan Leber

Ganjing Lebermeridian

Gong Arbeit, Disziplin, Leistung, Fertigkeiten die durch Übung erlangt werden, kurz methodische Arbeit/Übung.

Guolin-Qigong eine Qigong Art, die von Frau Lin zur Krebsbehandlung entwickelt worden ist (auch Xi Xi Hu) genannt

Guqi „Gedreide-Qi", repräsentiert die erste Stufe der Umwandlung der in der Nahrung enthaltenen Energie

Guren „die Alten", Weisheiten der frühen Meister werden zusammengefaßt als „Sprüche der Alten"

Han Kälte, Waisu des Winters

Hormone Wirkstoffe, die von den Drüsen mit innerer Sekretion in die Blutbahn abgesondert werden und in bestimmter Weise die Stoffwechselvorgänge im Körper steuern

Hua Tuo Philosph und Arzt, Erfinder der „Fünf Tierbewegungen", einem therapeutischen Qigong

Huangdi „Gelber Kaiser", Mystischer erster Kaiser von China

Huangdi Neijing (huang dinei dsching) „Des gelben Kaisers klassisches Buch der inneren Medizin", klassische Werk der chinesischen Medizin, verfaßt 200 v. Chr.

Huijin Dammpunkt (Erdentor)

Hypophyse Hirnanhangdrüse, an der Hirnbasis gelegenes innersekretorisches Organ

Hypertonie Bluthochdruck

Hypothalamus Teil des Zwischenhirn (Sitz mehrere vegetativer Regulationszentren

Hukou „Tigermaul", d. h. Gesamtheit von Daumen und Zeigefinger

Hun „vegetative Seele" der Leber (universelle Seele, Inspiration, Vision; repräsentiert den ätherischen Aspekt, Komlementäraspekt zu Po (auch Rhon)

Huo Feuer- Element

I Ging (Yi Jing) „Buch der Wandlung", altes Orakelbuch übersetzt von Richard Wilhelm

Identifizieren der gleichen Auffassung sein (trete für eine Sache ein)

Immunologie Lehre von der Immunität und den Abwehrreaktionen des Körpers

Immun (lat. immunis – frei, unberührt) unempfänglich, zum Beispiel gegen Ansteckung mit Krankheitserregern

Inhärent unmittelbar zugehörig

Inhärenz das Enthalten sein von Merkmalen in einem Ganzen; die wesenhafte Verknüpfung einer Eigenschaft mit einem Ding: Zum Kreis gehört das Rundsein, zu Mutter das weibliche Geschlecht

Inkontinenz Unfähigkeit, Harn oder Stuhl zuhalten

Inspiration (lat. inspirare- einhauchen) Einatmen

Invasion (lat.zu invasio,- feindlich, eindringen) Einrücken in fremdes Gebiet

Jing Essenz; Bezeichnung für die (genetischen) Informationen und Materie zum Aufbau des Körpers, wird oft als materialisiertes Qi verstanden

Jingluo Meridian, transportiert vorwiegend Qi.

Jin Ye Körperflüssigkeiten

Jin Metall-Element

Jinggong unbewegtes Qigong im Sitzen, Stehen, oder Liegen

Kanon (grch.Stab, Richtschnur) Regeln, die als echt anerkannten Schriften

Kardiovaskulär Herz und Gefäße betreffend

Ken der Berg

Kettenhuber Karl Vater der Autorin

Khalil Gibran Schriftsteller „Der Prophet"

Kollaterale Verbindungsgefäße

Konstitution Gesamtverfassung des Individuums auf Grund der angeborenen Faktoren körperlich und seelischer Art

Kontraktion Zusammenziehung

Koordinierung aufeinander abstimmen

Krankheit Störung der normalen Lebensvorgänge

Konfuzius 551-479 v.Chr., chinesischer Philosph und angebl. Zeitgenosse von Laotse

Kong (Kung) Angst

Kouchi (36maliges) Zähneklappern

Laogong „Palast der Mühen" Qi-Pforte wichtiger Konzentrationspunkt in der Mitte der Handfläche

Laozi (Laotse) legendärer Begründer des Daoismus, Verfasser des Daodeying

Leukämie (grch. leukos - weiß- und haima- Blut) die krankhaft Vermehrung weißer Blutkörperchen..

Li das Körperinnere betreffend,

Liezi (Liädsi) „das wahre Buch vom quellenden Urgrund" übersetzt von Richard Wilhelm

Limbisches System Teile der stammesgeschichtlich alten Strukturen des Gehirns, die Grundbedürfnisse und Grundfunktionen wie Hunger, Sexualverlangen, autonome Funktionen, Emotionen usw. steuern

Li Xue Lernen des Prinzieps

Lobus Lappen, lappenförmiger Teil eines Organs oder Drüse

Lobulus Parietalis „Scheitellappen", einer der fünf großen Lappen der Gehirnhemisphäre

Luo innere, fein verzweigte Leitbahn

Mai „Gefäß" transportiert vorwiegend Ying

Mantra ein Wort oder Laut (z.B. Om) mit einer speziellen oder spirituellen Bedeutung, auf das die Aufmerksamkeit während einer Meditation fokussiert wird.

Mastoid Warzenfortsatz

Maya (Skrt.): wörtlich – Täuschung, Illusion. Meint die unbeständige, veränderliche Welt der Erscheinungen und Formen, die für nicht Erleuchtete die einzige Realität ist. Steht in der Vedanta-Philosophie im Gegensatz zum Unwandelbaren, Absoluten, die die einzig gültige Realität ist.

Meditation (lat. meditatio, zu meditari – nachsinnen) Versenkung

Medulla Oblongata medizinischer Bergriff für das verlängerte Rückenmark

Meridian Leitbahn

Mingmen „Lebenstor" LG.4" Öffnung des unteren Dantian nach hinten, Sitz des „ministeriellen Feuers"

Metabolismus Stoffwechsel, Gesamtheit aller Vorgänge, die die Aufnahme und den Einbau der Nahrungsstoffe in den Organismus sowie den Abbau, die Verbrennung oder Ausscheidung dieser Stoffwechselprozeße unentbehrlich ist (z. B. Enzyme, Vitamine und Hormone)

Morbus Crohn Fistelnde Entzündung im Dünndarm oder Dickdarm

Morbus Wegener Entzündung der inneren Nase, generalisierter Arterienentzündung, herdförmiger Glomerulonephrithis und granulomatöse (Granuom Körnchen) Veränderung im Rachen und Kehlkopf

Moxibustion – Moxa Punkt brennen Heilmethode der TCM, bei der mittels Wärme, die gezielt auf einen Punkt oder Meridian gerichtet wird, der Qi- Fluß im Körper reguliert wird

Mu Holz- Element

Mudra Hand oder Fingerstellung von magischer symbolischer Bedeutung

Mythos, Mythus (grch. Wort, Rede, Fabel) in früheren Kulturen Deutungen der Welt und des Lebens, in der Form erzählerisch, in der Bedeutung religiös

Mysthisch geheimnisvoll

Mythologie urspr. der Vortrag von überlieferten heiligen Worten, dann die Gesamtheit einer bestimmten von Mythographen u. a. aufgezeichneten mythischen Vorstellungswelt, die Zusammenfassung der Mythologien aller Kulturkreise und schließlich deren kritischen Erforschung und Deutung; ihre Kriterien werden meist von geistesgeschicht. Strömungen der jeweiligen Gegenwart bestimmt. Die Mythologie ist Gegenstand der Ethnologie, (allgemeine Völkerkunde) der Kulturwissenschaften und der Religionswissenschaft.

Neigong „innere Übung"; Qigong, das auf die Stärkung des inneren Bereich des Körpers ausgerichtet ist; wird meist in der Ruhe durchgeführt

Neiguan „Innengrenze" sechster Punkt auf dem Kreislaufmeridian

Neidan Gesamtheit von Körperübungen, Atmung und Konzentration, die sog. „Innere Alchimie" das sanfte Qigong

Neishi nach innen schauen, Visualisation

Neisu (fünf) innere Faktoren (Zorn, Angst, Trauer, Freude, Sorge)

Neiyanggong innere erhaltende Übungen, im Wesentlichen die Meditation im Stehen, Sitzen, oder Liegen

Nirvana (Skrt.) „verlösche," das höchste, transzendente Bewußtsein. Für den Buddhisten das angestrebte Ziel spiritueller Praxis, in dem das Rad der Wiedergeburt außer Kraft gesetzt und die Überwindung jeglichen Anhaftens an Haß und Liebe erreicht ist

Nu Zorn. Neisu des Elementes Holz

Ödem Ansammlung von Gewebsflüssigkeit

Oktagonal achteckiges (Raster)

Osteopahtie (osteo- Knochen) Lehre von Knochenleiden

Padmasana der Lotussitz

Pali-Kanon der älteste vollständig erhaltene Kanon buddhistischer Schriften, der in die „ Drei Körbe" (Tripitaka) unterteilt ist. Die Lehrreden Buddhas (Sutra), das klösterliche Regelwerk (Vinaya) und die Interpretationen der Reden (Abhidharma). Der Pali- Kanon ist von den Theravadins im 1. Jh. v. Z. auf Sri Lanka verfaßt worden.

Pangguan Harnblase

Pankreas Bauchspeicheldrüse

Paries Wand, Wandschicht eines Organes oder Körperhöhle

Parkinson Schüttellähmung, Erkrankung im Zentralnervensystem mit Muskelstarre, Zittern

Pandant Gegenstück

Perikard Herzbeutel

Peristaltik Eigenbewegung

Phänomen (grch. phainomenon) - das Erscheinende

Physiologie Wissenschaft von den Tätigkeiten und Reaktionen der Zellen, Gewebe, und Organe der Lebewesen.

Pi Milz/Pankreas

Pijing Milzmeridian

Piktogramm (lat. pictum Gemaltes) allgemein verständliches Bildsymbol

Polarität Gegensätzlichkeit

Postnatales Qi „nachgeburtliches Qi", Begriff aus der TCM; die Zufuhr von postnatalem Qi erfolgt vor allem über die Ernährung (Magen/Milz) , aber auch über die Atmung. Das postnatale Qi nährt das pränatale Qi

Potential (potent- mächtig) gesamt Stärke der für einen Zweck einsetzbaren Mitteln

Po die „vegetative Seele" der Lunge Körperseele repräsentiert den physikalischen Aspekt, Komplementäraspekt zu Hun

Pränatales Qi „vorgeburtliches Qi", auch „himmlisches Qi" genannt; Begriff aus der TCM; bezeichnet die Energie, die ein Mensch mitbringt, wenn er geboren wird (Erbenergie)

Pronation Einwärtsdrehung der Extremitäten

Pungere Stechen

Psychologie Wissenschaft von den Erscheinungen und Zuständen des bewußten und unbewußten Seelenleben

Qi übersetzt mit Atem oder Energie. Einteilung und Begriffe:
Qi des „frühen Himmels" – Zhengqi – „Wahre Energie" mit drei Anteilen:
Yoangqi – ursprüngliches, praenatales Qi;
Zongqi – von den Eltern geerbtes Qi;
Jingqi – angeborene Zeugungsenergie;
2. Qi des „späten Himmels" – Zhengqi – „Korrekte Energie" mit drei Anteilen:
Jingqi – „Essentielle Energie",
Jongqi – „Nährendes Energie",
Weiqi – „Abwehrenergie"
3. funktionales Qi:
das Qi der Organe, der Meridiane, das extracorporale Qi und andere mehr,
Qianqi (Tian): Qi des Himmels,
Qihai „Meer der Energie", sechster Punkt des Konzeptiongefässes, ca. drei Querfinger. Unter dem Nabel in der Mittellinie; gedachte Projektion des Dantian an die Körpervorderseite,
Qihua „Transformation von Qi", bezeichnet nicht nur den Stoffwechsel, sondern auch die energetischen Umwandlungen der aufgenommenen Substanzen
Radiästhesie (lat. chr.) Eine übersinnliche Fähigkeit, Erdstrahlen oder Wasseradern mit Hilfe von Pendeln oder Wünschelruten wahrnehmen zu können
Re Wärme, Waisu des Sommer
Renmai Konzeptionsgefäß, ein Sondermeridian, der vom Damm mittig über die Vorderlinie des Bauches und der Brust über den Hals bis zur Unterlippe verläuft
Rujing Eintreten in die Ruhe
Ruan Qigong „weiches Qigong", eine Klassifizierung von Qigong -Übungen, die die Regeneration des Menschen als Schwerpunkt haben
Sanjiaojing Meridian 3E
Sha-Qi „schlechte Energie"
Semangat Motivation, geistige Kraft, Urenergie, ursprüngliche Lebenskraft (vergleichbar mit Qi, Prane)
Shaolin Kloster in der Provinz Henan
Shen „Geist", (Bewußtsein Seele) das Spirituelle des Menschen; es tritt in den jeweiligen Zang/Fu als besondere Kraft in Erscheinung:
Leber/Gallenblase -Hun" Ätherseele",
Lunge/Dickdarm Po „Körperseele",
Bewußtsein, Intellekt
Magen/Milz-Pankreas-Yi, Gewahrsein, Aufmerksamkeit
Niere/Blase-Zhi Willen, Durchhaltevermögen

Shen Niere
Shenjin Nierenmeridian
Shi Feuchtigkeit, Waisu des Jahreszeitenwechsel und des Spätsommers
Shi Füllezustand
Shiatsu besondere Massagetechnik, „Heilung durch die Fingerspitzen"
Shui die vom Körper aufgenommenen Flüssigkeiten
Shui Element Wasser
Shuigu Wasser-Getreide: Gesamtheit der Nahrungs- und Wasserenergie
Si Sorge , Neisu des Elementes Erde
Solarplexus Sonnengeflecht
Streß Reaktion des Organismus auf übermäßige äußere oder innere Reize; körperlich oder seelischer Überbelastung
Sympathikus Teil des vegetativen Nervensystems
Synchronismus Gleichlauf, Gleichklang Gleichzeitig
Taekwondo (korea.) „Der Weg (Do) von Faust (Tae) und Fuß (Kwon)", Kampfsport, bei dem die Beinarbeit dominant ist
Taiji schwarz-weiße Symbolfigur Yin-Yang
Taiji-Quan langsame Form einer Kampfsporttechnik
Thetawellen rhythmische Gehirnwellen im EEG, die eine Frequenz von 3,5 bis 7 Hertz aufweisen und beim Übergang vom Wach- zum Schlafzustand auftreten.
TCM Abkürzung für „traditionelle chinesische Medizin"
Trance Ein statischer Bewußtseinszustand, der für Interventionen sehr schlecht zugänglich ist, weil sich der Mensch, der sich in einer Trance befindet, nicht mit seinem Zustand identifiziert.
Transformation die Umformung einer Energie in eine andere
Trinität Die Dreieinigkeit,
Trishna „Durst", „Gier", „Verlangen", das Verlangen nach Sinnesobjekten, das durch spirituelle Übungen überwunden werden kann und muß, weil es ein Hindernis für die spirituelle Entwicklung ist.
Tui der See
Tuina-Anmo „schieben und greifen - drücken und reiben"; Oberbegriff der Heilmassage der TCM.
Urologie Lehre von den Krankheiten der Harnwege
Vegetative Nervensystem dem Willen nicht unterworfen
Vitalität Lebenskraft, vitales Wesen
Volt Maßeinheit für die elektrische Spannung. Ein Millivolt (mV) ist ein Tausendstel, ein Mikrovolt ein Millionstel

Wandlungsphasen Übergang in einen anderen Zustand (Frühling , Sommer usw
Waigong äußeres Qigong; Übungen, die von außen gesehen werden können, häufig synonym mit Donggong
Waiqi „Extracorporales Qi", zu Heilungszwecken eingesetztes Qi, das die Meister aus verschiedenen Punkten ihres Körpers emittieren können
Waisu fünf äußere (pathogenetische) Faktoren:
    Wind/Feng
    Wärme/Re
    Feuchtigkeit/Shi
    Trockenheit/Cao
    Kälte/Han
Weijing Magenmeridian
Weiqi „Abwehrenergie", bewegt sich ganz oberflächlich in und unter der Haut, um exogene pathogenetische Faktoren abzuhalten
Wuji „Namenloses Ureigenes", der leere Kreis
Wuquingxi „Spiel der fünf Tiere" von Arzt Huatuo erfundene Übungsreihe, die aus der Beobachtung von Tierbewegungen entwickelt wurde und für jedes Element (Wuxing) entsprechende Übung bietet.
Weicai alter Nahme für die Wuxing: „5 Materialien" 5 Elemente
Wushu chinesische traditionelle Kampfkunst
Wuwei Tun durch Nichttun, absichtsloses Tun
Wuxing 5 Elemente, 5 Wandlungsphasen
Xi Freude, Neisu des Elementes Feuer
Xiaochangjin Dünndarmmeridian
Xie Qi schädliches Qi
Xiao Zhoutian „Kleiner himmlischer Kreislauf": das im unteren Dantian angesammelte Qi (durch Umwandlung von Ying bzw. durch Übungen und Meditation entstanden); beginnt über die beiden Leitbahnen Dumai+Renmai zu zirkulieren und dabei werden auch die beiden anderen Dantian im Kopf und Brustbereich langsam aufgefüllt. Erst danach kann auch der „Große himmlische Kreislauf" in Gang gesetzt werden.
Xin Herz, aber auch Konzentration und Vorstellung
Xinbaoying KS-Meridian oder auch Pericardmeridian
Xinjing Herzmeridian
Xue Blut, Begriff sowohl energetisch als auch materiell verwendet
Xu Leere, Schwäche, Fehlen von Qi
Yang von der Sonne beschienene Talseite

Yangsheng Lebenspflege

Yangweimai Yang-Verbindungsgefäß

Yingqi erworbenes Qi

Yinggong unbewegtes Qigong im Sitzen, Stehen, oder Liegen

Yi „vegetative Seele" von MP/M, „Aufmerksamkeit der Mitte"

Yin Schattenseite eines Tales

Yinqiaomai Yin Verbindungsgefäß

Yinweimai Yin Vereinigungsgefäß, der energetische Anteil der festen Nahrung

Yishou aufmerksame Gelassenheit, Bewahren der Vorstellungskraft

Yong Qi „nährende Energie"

Yongquan Punkt auf der Fußsohle (Ni 1)

Yuan Qi ursprüngliche Energie des „Frühen Himmels", von den Eltern geerbt, hat sie ihren Sitz im Mingman und zirkuliert über Chongmai und den Meridianen 3E im ganzen Körper.

Yung „Tugend der Ausdauer" Beharrliches Üben

Zang „Fünf edle Organe", die 5 dem Yin zugeordneten Vollorgane Leber, Herz, Milz/Pankreas, Lunge und Niere.

Zazen Sitzende Meditation des Zen-Buddhismus.

Zhang Sanfeng Legendärer Begründer des Taijiquan. Lebte vermutlich im 13. Jahrhundert

Zhanzhuang „Stehen wie eine Säule", meditative Übung im Stehen

Zhengqi „Wahre Energie" - Energie der Meridiane

Zhi die vegetative Seele der Niere, steht für Wille und Kreativität

Zifagong: Qigong- Übungen bzw. Übungsphasen, in der sich frei und unwillkürlich bewegt wird

Zongqi „Ursprüngliche Energie" ist die Summe der Vereinigung von persönlichem und excorporalem Qi; bestimmt die Widerstandskraft des Menschen.

Zhuangzi daoistischer Gelehrter (ca. 369-286 v. Chr.),vermutlich Autor von „Das wahre Buch vom südlichen Blüteland" (auch Chuang-Tzu, Chunang Chou, Dschuang Dsi)

Zu San Li Punkt des Magenmeridians in Kniehöhe „Göttlicher Gleichmut"

Zuowang „Sitzen und vergessen"

Literaturverzeichnis

Bach, E: - Blüten, die heilen, München 1985
Blasy, J. - Das praktische Hausbuch der Naturheilkunde 1991
Birkenbihl V. F. - Der persönliche Erfolg, München 1997
Birkenbihl V. F. - Gebrauchsanleitung für`s Gehirn, München 1995
Bonnofont C. - Körpersprache
Buchholz W. - Praxis der französischen Ohrakupunktur Aurikolo-Medizin, Krefeld 1986
Buttlar J. - Drachenwege Strategien der Schöpfung, München 1993
Brahma Nada - Die Welt ist Klang, 1985
Brüne L. - Reflektorische Atemtherapie, Stuttgart 1983
Bryan L. - Verhaltunsstörungen bei Kindern. Wie man seine Kinder besser verstehen lernt, Wien 1987
Chang P. T. - Das Geheimnis des goldenen Elixiers, Wien 1990
Chuen Kam Lam - Energie und Lebenskraft durch Chi Gong, München 1991
Cron L. - Selbsthypnose, 1971
Dahlke R. - Lebenskrisen als Entwicklungschancen, München 1990
Dalke R. - Das senkrechte Weltbild, 1986
Dethlefsen T. - Schicksal als Chance, München 1993
Dethlefsen T. - Krankheit als Weg, München 1983
Dennison P. - Brain Gym, Freiburg 1994
Diamond J. - Der Körper lügt nicht, Freiburg 1993
Dschuang Dsi - Das wahre Buch vom südlichen Blütenland, München 1994
Eckert A. Das heilende Tao, Freiburg 1996
Eggetsberger G. - Geheime Lebensenergie, Wien 1996
Elleberger O. - Qigong, München 1995
Fang Y. H. -Akupressur, 1995
Feldenkrais M. Wiederherstellung der Leistungsfähigkeiten, 1989
Foen T. L. Wissenswertes vom Qigong, Norderstedt 1993
Freud S. - Zur Psychopathologie des Alltagsleben, Frankfurt 1954
Guorui J. Qigong Yangsheng
Gordon R. - Deine heilenden Hände, München 1980
Hackl M. - Hui Chun Chong
Hay l. - Gesundheit für Körper und Seele, München 1997
Weber D. - Altha Major Energie. Du bist die Haltung, die du einnimmst, 1987

Hong Li Yuan - Qi Gong
Holleb A. - Das Krebsbuch, Reinbek bei Hamburg 1990
Horatschek B. - Ismakogie von A - Z, St. Pölten 1990
Jaedicke H. G. - Schüßlers - Biochemie, 1987
Kobau C. - Bodybalance, Klagenfurt 1996
Konau C. - Ganzheitlich und naturheilkundlich orientierte Zahnmedizin, Klagenfurt 1998
Kushi A. M. - Das große Buch der makrobiotischen Ernährung und Lebensweise, Völklingen 1988
Lanto - Der Drachenweg des Schao - Lin, der alte Pfad des neuen Zeitalters, Ergolding 1991
Laotse - Tao Te king Texte und Kommentare, München 1996
Liekens P. - NLP in Beziehungen, 1996
Leadbeater C. W. - Die Chakras, 1990
Leibold G. - Eigenbehandlung durch Akupressur, 1977
Luby S. - Hatha Yoga, 1977
Liekens P. - NLP in Beziehung, Braunschweig 1996
Maciocia G. Die Grundlagen der Chinesischen Medizin, Kötzting/Bayer Wald 1994
Meyer H. - Besser leben mit Feng Shui Wohnen und Arbeit in Harmonie, 1997
Morgan M.- Traumfänger (Aborigines), 1995
Murphy J. - Die Macht Ihres Unterbewustseins
Murphy Joseph - Das I Ging Orakel, Genf 1988
Paungger J., Poppe T. - Vom richtigen Zeitpunkt, München 1994
Palos St. - Chinesische Heilkunst, 1984
Petzzold H. - Heilende Klänge. Der Gong in Therapie, Meditation und Sound Healing, 1989
Pollock M. N. - Vom Herzen durch die Hände- Bedingungslose Liebe & Therapeutic Touch, Freiburg 1994
Po-Tuan Chang - Das Geheimnis des Goldenen Elixiers
Porkert M. - Die chinesische Medizin, Wien 1992
Radloff Klaus - Akupunktur-Massage, Wienacht 1987
Rank A. - Schau auf deinen Körper und fühle wer du bist (Bioenergetik) Stuttgart 1994
Reclam o.A. Verlag Philipp Leipzig 1979 - Antike Heilkunst
RV Verlag - CHINA ein Buch der National Geographic Society, 1988

Reutler H. - Körpersprache erfolgreich einsetzen, Frankfurt 1996

Ringel E. - Selbstschädigung durch Neurose, Wien 1984

Rossbach S. - Feng - Shui die Kunst des gesunden Wohnens

Wancura König - Akupunktur, Wien München Bern 1985

Wenzel G. - Qigong Quelle der Lebenskraft, Bad Sauerbrunn 1995

Wilson A. - Farb- Therapie, 1990

Wilhelm R. - I Ging Das Buch der Wandlung, 1996

Wirth A. - Lass los und Lebe, 1996

Sator G. - Feng Shui, 1997

Sai Baba - Spricht zum Westen, 1995

Schellenbaum - Abschied von der Selbstzerstörung

Speer W. - Feng Shui, München 1996

Schilling Astrid, Petra Hinterthür - Der fliegende Kranich, 1995

Simonton C. - Wieder gesund werden, Reinbek bei Hamburg 1995

Stokes G. D. - Whiteside Tools of the (Kinesiologie), 1992

Schnorrenberger C. - Lehrbuch der chinesischen Medizin, Stuttgart 1985

Schmiedel M. A. - Praxisleitfaden Naturheilkunde, Stuttgart 1993

Thie J. F. - Gesund durch Berühren, Basel 1992

Thiel E. - Die Körpersprache verrät mehr als tausend Worte, Wien 1986

Wenzel G .- Qigong Quelle der Lebenskraft, Bad Sauerbrunn 1995

Wilson A. - Farb-Therapie, 1990

Wilhelm R. - I Ging Das Buch der Wandlung, 1996

Wirth A. - Lass los und Lebe, 1996

Yu Ho Fang - Akupressur, Rastatt 1995

Zhang Xiao Ping - Taiji Quan Die Vollendung der Bewegung, 1991

Zhi Chang Li - Das Stille Qigong, 1994

Zygar J. - Gong-Buch Weltmusik, 1994

Weil ich mit Augen der Liebe schaue,
erblicke ich Schönheit in meiner Umwelt.

Weil ich mit Augen der Liebe schaue,
erkenne ich den Sinn meiner Vergangenheit.
Weil ich mit Augen der Liebe schaue,
bin ich von Frieden durchdrungen.

Weil ich mit Augen der Liebe schaue, fühle
ich mich von gütiger Gelassenheit getragen,

Weil ich mit Augen der Liebe schaue, werde
ich zu einem Gewinn für meinen Nächsten.

Weil ich mit Augen der Liebe schaue, werde
ich auf unerwartete Weise selbständig und frei.

Weil ich mit Augen der Liebe schaue,
werde ich ganz still und wesentlich.

Weil ich mit Augen der Liebe schaue,
überwältigt mich jetzt ein wundervolles
Liebeslicht und hebt mich nach innen
in das strahlende Zentrum
meines liebenden Seins.

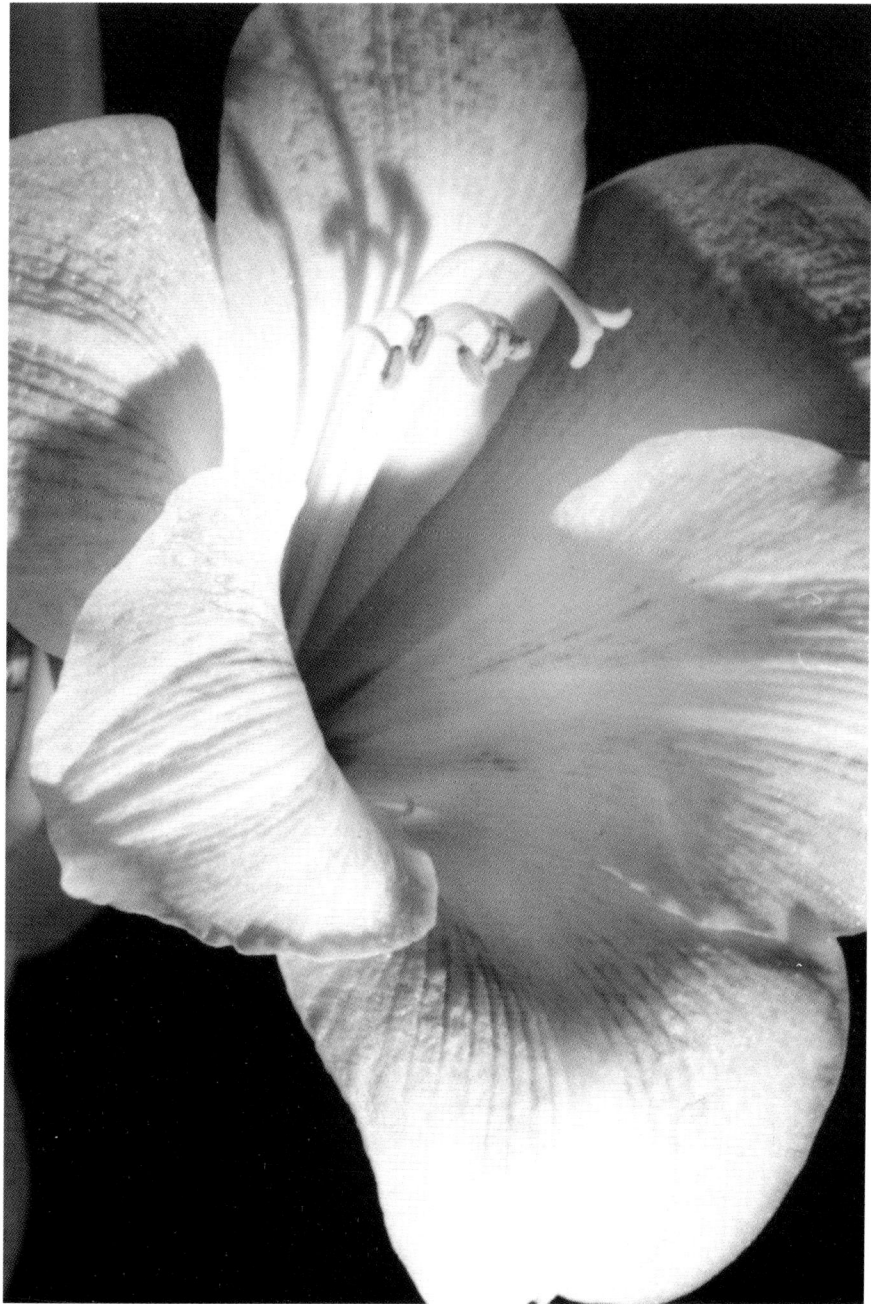